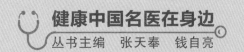

健康中国名医在身边

丛书主编 张天奉 钱自亮

安心之道
心脏防护一本通

冼绍祥◎主编

SPM 南方出版传媒

广东科技出版社 | 全国优秀出版社

·广州·

图书在版编目（CIP）数据

安心之道：心脏防护一本通/冼绍祥主编. —广州：广东
科技出版社，2022.1
（健康中国名医在身边/张天奉，钱自亮主编）
ISBN 978-7-5359-7748-9

Ⅰ. ①安… Ⅱ. ①冼… Ⅲ. ①心脏病—防治
Ⅳ. ①R541

中国版本图书馆CIP数据核字（2021）第194113号

安心之道——心脏防护一本通
ANXINZHIDAO——XINZANG FANGHU YIBENTONG

出 版 人：严奉强
责任编辑：曾永琳　李　芹
封面设计：友间文化
插图绘制：谢惠华（艾迪）　赵悦桐　许可证
责任校对：高锡全
责任印制：彭海波
出版发行：广东科技出版社
　　　　　（广州市环市东路水荫路11号　邮政编码：510075）
销售热线：020-37607413
http://www.gdstp.com.cn
E-mail：gdkjbw@nfcb.com.cn
经　　销：广东新华发行集团股份有限公司
印　　刷：广州市彩源印刷有限公司
　　　　　（广州市黄埔区百合三路8号　邮政编码：510700）
规　　格：787mm×1 092mm　1/16　印张9.75　字数195千
版　　次：2022年1月第1版
　　　　　2022年1月第1次印刷
定　　价：49.80元

健康中国名医在身边

丛书编委会

本书编委会

主 编 冼绍祥

副主编 唐新征　徐丹苹

编 委 丁婷婷　王 健　成 涛　刘迪继

杨 朔　杨义龙　张丽芳　陈鹏辉

林 华　钟其新　姚灿坤　黄海燕

黄家晟　谢 天　蔡智刚

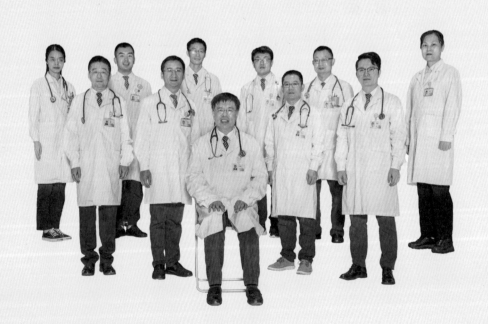

仝序

近年来，如何预防"亚健康"状态成为社会上的热门话题。随着生活水平的提高，人们对自身健康的要求也有了进一步的提高，对健康的关注焦点从"能治病、治好病"逐渐转变为"不生病、少生病"。预防疾病的发生，成为绝大部分人的新需求、新期待。

党和国家高度重视人民健康。早在2016年，中共中央、国务院就印发了《"健康中国2030"规划纲要》（以下简称《规划纲要》），并发出通知，要求各地区各部门结合实际认真贯彻落实。《规划纲要》提出"充分发挥中医药独特优势"，要求提高中医药服务能力，发展中医养生保健治未病服务，推进中医药继承创新。2019年，国家卫生健康委员会也制定了一份详尽的发展战略《健康中国行动（2019—2030年）》，战略中提到要树立"大卫生、大健康"理念，并坚持预防为主、防治结合的原则，以基层为重点，以改革创新为动力，中西医并重。

在这一时代背景下，本套丛书应运而生，旨在引导群众建立正确的健康观，形成有利于健康的生活方式、生态环境和社会环境，促进以治病为中心向以人民健康为中心转变，响应国家"健康中国"战略号召，推动我国中医药事业的发展，推动医疗卫生工作重心下移、医疗卫生资源下沉，普及医学知识，提高大众对医学常识的掌握程度。

在为大众带来健康知识的同时，本套丛书也为发扬中医精神，强调中医"治未病"理念尽了一份力。本套丛书普及了中医药知识，并有大量易于掌握的中医保健方法。读者可以自学、自用，在家进行保健活动，将中医药优势与健康管理结合，从而实现中医药健康养生文化的广泛传播和运用。同时，本套丛书由各科中医药带头人担任主编，实现了对当代名中医经验的传承与弘扬。书中内容结合现代人的生活特点，既有传承又有创新，打造了适合当代人保健养生的新方法，是对中医药文化的创新性发展。

本套丛书以生活保健为主要内容，从常见病和生活保健知识入手，向大众提供可行的健康指导和常识科普。本套丛书从知识性来说，是专业、翔实的；从风格来说，是轻松、活泼的。本套丛书选取了大众较为熟悉的健康议题，有颈肩腰腿痛、骨科疾病、肛肠疾病、肺病、心脏病、甲状腺疾病和睡眠问题这类生活中常见的健康问题，也有糖尿病这种在中国发病率较高、受到广泛关注的慢性病，此外，还特别关注了女性和儿童的健康问题，选取了乳房知识、孕产知识和小儿推拿等议题来进行科学普及。每一册书都有自己的特点，例如《手到痛除——颈肩腰腿痛一本通》一书着重讲解了针对颈肩腰腿痛的按摩、训练方法，《防"糖"大计——糖尿病一本通》则详细介绍了糖尿病从发病机制到应用药物的知识。对于普通读者来说，这是一套十分适合在平时翻阅、查询的手边保健书；而对于中医人来说，这也是一套真正能够走入群众中去，"接地气"的中医普及书。

中国科学院院士

2021年12月5日

沈序

　　中共中央、国务院高度重视人民卫生健康事业。2016年8月，习近平总书记在全国卫生与健康大会上强调"没有全民健康，就没有全面小康"，又做了具体阐明："健康是促进人的全面发展的必然要求，是经济社会发展的基础条件，是民族昌盛和国家富强的重要标志，也是广大人民群众的共同追求。"

　　2016年，中共中央、国务院发布了《"健康中国2030"规划纲要》，确立了"以人民健康为中心"的大健康观。《规划纲要》中提到要发挥中医"治未病"的优势，指明要发挥中医药在慢性病防治中的作用。

　　国家中医药管理局启动了"治未病"健康工程，并制定出台了《中医医院"治未病"科建设与管理指南（试行）》，这不仅为"治未病"学科建设增加了更多使用内涵，更为提升全民健康素质做出了重大决策。

　　早在几千年前，我们的祖先就已提出"治未病"的学术观点，并传承至今。《黄帝内经·素问·四气调神大论篇》曰："是故圣人不治已病治未病，不治已乱治未乱，此之谓也。夫病已成而后药之，乱已成而后治之，譬犹渴而穿井、斗而铸锥，不亦晚乎！"国家提出的"健康中国"概念与中医"治未病"的思想不谋而合。对于疾病的防治，关键在一个"早"字，疾病要早预防、早治疗，才能把疾病对人体的损害控制在最低程度。对于国家来说，提高人民的健康水平，就需要将疾病防控的重点落在基层，让"医疗资源下沉"；而对于广大人民群众来说，掌握健康与疾病的基本知识是预防疾病的关键和基础。

上工治未病，"健康中国名医在身边"这个系列，即是为了让广大人民群众掌握健康与疾病的基本知识而出版的一套丛书。此丛书从广大群众感兴趣的防治议题入手，把复杂的、难以理解的专业术语，用通俗易懂的语言表达出来，起到了较全面地普及常见疾病防治知识的作用。丛书内容生动丰富，简易实用，较全面地涵盖了中医药防治疾病的基础知识，弘扬了中医学防治疾病的精神内涵。此套丛书实用价值高，它普及了大健康概念，尤其对指导广大人民群众正确预防疾病、促进患者早日康复大有益处，诚属难能可贵之作，故乐而为序。

国医大师 沈宝藩

2021年12月6日

前言

中医药是中华文明的瑰宝，护佑中华民族繁衍生息，让中华儿女屹立于世界民族之林。饱经岁月磨砺与历史沉淀的中医药学，包含着中华民族几千年的健康养生理念及其实践经验，凝聚着中华民族的博大智慧。在应对卫生挑战、推进卫生合作、推动完善公共卫生治理方面，中医药潜力无限，日益发挥着独特而重要的作用。

与此同时，在世界范围内，中医药正在得到越来越多的认可。2019年5月，第七十二届世界卫生大会审议通过了《国际疾病分类第十一次修订本》，首次将起源于中医药的传统医学纳入其中。民族的才是世界的，中医药将为全球健康管理贡献中国智慧、中国方案。

2016年10月，中共中央、国务院印发了《"健康中国2030"规划纲要》，《规划纲要》以提高人民健康水平为核心，从健康生活、健康膳食、健康体质、健康服务、健康保障、健康环境、健康产业、卫生体制八大方面全面解读了健康热点问题，普及了健康中国的基本知识，揭示了健康中国的战略意义，描绘了健康中国的美好远景，推动了健康中国战略的有效落地。

为了响应健康中国建设，我们通过编辑出版"健康中国名医在身边"丛书，以专家的视角和权威的声音，普及中医药的相关基本知识，提高大众对医学常识的掌握程度，特别是为常见病、慢性病患者提供防治指导，以提高他们的生活质量，同时解读社会关注、百姓关切的健康热点问题，倡导自主自律的健康生活方式。

"健康中国名医在身边"丛书将分辑出版，旨在使读者读有所得、读有所获。健康是促进人们全面发展的必然要求，是经济社会发展的基础条件。实现国民健康长寿，是国家富强、民族振兴的重要标志，也是全国各族人民的共同愿望。希望本丛书能为推进健康中国建设，提高人民的健康水平贡献自己的一份力量。

目录
Contents

你好，我是心脏

别让冠心病缠上你

心脏常见疾病防治

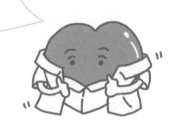

突发心脏病的救护

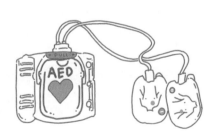

养护心脏知多点

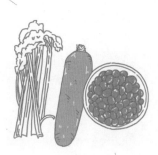

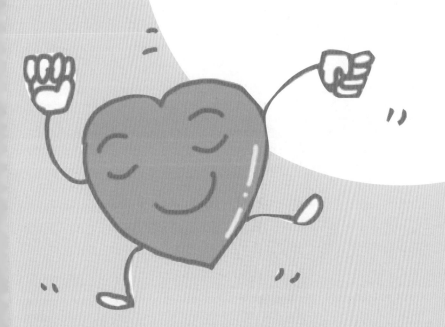

你好，我是心脏

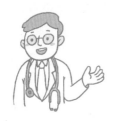

你认识自己的心脏吗

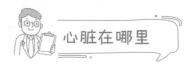

心脏在哪里

心脏是身体中最重要的器官之一，具有提供压力，把血液运送到身体各个部分的作用。心脏位于胸腔里面，绝大多数人的心脏长在胸腔左边，也有极少数人的心脏长在右边。

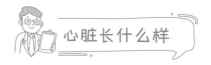

心脏长什么样

很多人都以为心脏的结构很复杂，其实不然。正常的心脏外形就像个桃子，大小和本人的拳头相近，质量约有250克。

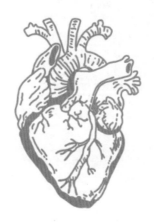

心脏的结构是什么

心脏主要由心肌构成，心肌纤维有很强的收缩、舒张能力。

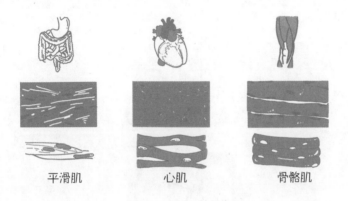

平滑肌　　　　　　心肌　　　　　　骨骼肌

心脏包括左心房、左心室、右心房、右心室四个腔，心房和心室之间有瓣膜：左心室入口有二尖瓣，出口为主动脉瓣；右心室入口有三尖瓣，出口有肺动脉瓣。

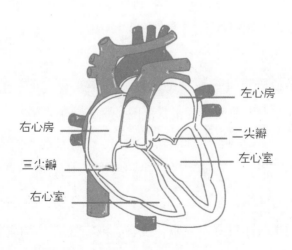

在房室之间、心室与动脉出口之间均有瓣膜，这些瓣膜类似水泵阀门，顺流则开启，逆流就关闭，其作用是防止血液倒流，保证血液在心脏的定向流动。

瓣膜狭窄或者关闭不严，都会影响血液的正常流动，出现心脏功能的下降。

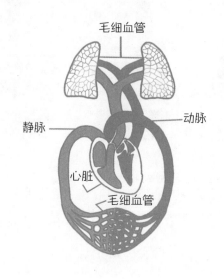

正常的心率范围是多少

心率是心脏每分钟搏动的次数。心率要在人正常的、安静的、清醒的情况下监测，其正常范围是每分钟60～100次。

因为年龄、性别、生理因素、疾病、个体情况等的不同，心率也不完全相同。一般情况下，年龄越小心率越快，婴儿的心率每分钟120～140次都是正常的，而老年人和运动员的心率则会偏慢一些。如果身体没有不舒服，没有心慌、气短、胸闷等症状，心率偏快或者偏慢，都不需要特殊的治疗。

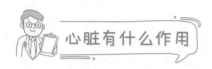

心脏有什么作用

心脏在人体中最重要的功能就是泵血，通过有效收缩和舒张来泵出血液，为我们全身的组织、器官提供血液。

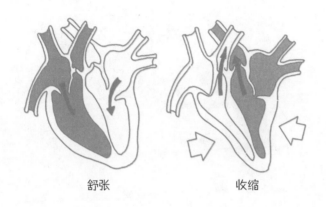

舒张　　　　　　　　收缩

心脏主要负责人体血液循环，血液循环除了给人体提供养分、氧气，还可以把代谢产物通过其他脏器排出体外。

当人剧烈运动时，各组织器官会出现缺血、缺氧，而心脏通过增加心率的方式，让各组织器官获得氧气和血液的滋养。

心脏功能越强，各组织器官越能获得充足的氧气和血液，否则就会出现胸闷气短、面色苍白、头晕、乏力等症状。

心脏还有一个内分泌功能，可分泌心房利钠肽、心室利钠肽等，它也参与人体的代谢。

所以，拥有一颗强大的心脏，是人体健康的根本。

心脏的规律跳动，是通过心电传导系统控制的，这套系统让心脏规律、有序地跳动，如同专业的指挥家一般，心脏跳动舒缩自如，节奏和谐！

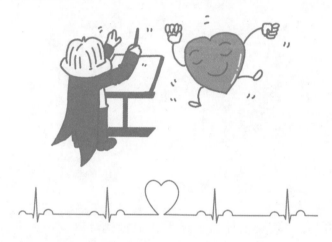

而这套传导系统能够正常工作，有赖于系统中的各个重要部分，其中充当关键的"司令官"一职的，就是窦房结。窦房结兴

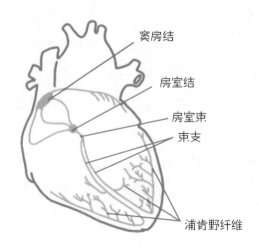

窦房结
房室结
房室束
束支
浦肯野纤维

奋，发出类似"无线电"的电信号，指挥各个"分部"的活动，在一个个"电信号"的刺激下，心脏才能规律地跳动。

心脏是怎么自给自足的

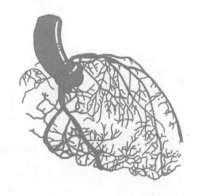

心脏从全身收集血液，通过肺部让静脉血变成动脉血后，再通过主动脉泵出去，而在主动脉开口处，则分出血管来供应心脏本身。这些血管就是覆盖在心脏表面的冠状动脉，它由三支粗大的血管（左前降支、左回旋支、右冠脉）和无数分支血管组成，包绕着整个心脏，给心脏本身供血、供氧。

冠状动脉的血流量可随身体的生理情况而有显著的变化。剧烈运动时的血流量是休息时的6~7倍；而缺氧时，由于冠状动脉的扩张，血流量可增加4~5倍。

当冠状动脉粥样硬化导致冠脉狭窄、闭塞，或者冠状动脉发生痉挛时，心肌的血流、氧分供给减少，心脏本身缺血、缺氧，遂引起心绞痛，持续不缓解的缺血、缺氧则会导致心肌梗死，这种情况就是我们常说的"冠心病"，它的全称是"冠状动脉粥样硬化性心脏病"。

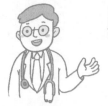

胸痛、咳嗽？
可能是得了心脏病

如同人生起起落落，心脏也有劳累甚至生病的时候。

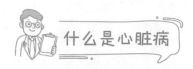

什么是心脏病

心脏病是心脏疾病的总称，包括冠心病、心律失常、心肌病、瓣膜病、高血压性心脏病、心包疾病等各种疾病。

心脏病发作时有哪些表现

俗话讲：无病早防，防患于未然；有病早治，亡羊补牢未为晚。

出现以下这些症状时一定要引起足够重视，因为它们很可能就是心脏病的信号。

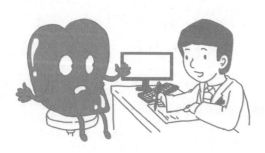

焦虑

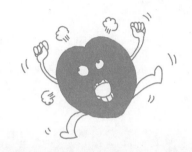

心脏缺血或梗死的时候可以引起强烈的焦虑或者对死亡的恐惧，心脏病幸存者大都有过"休克感"的经历。

> **温馨提示**
> 梗死是器官或局部组织由于血管阻塞，血流停止导致缺氧而发生的坏死。

胸痛

胸痛是心脏病发作的典型症状，但是并不是所有的心脏病患者都有胸痛症状。

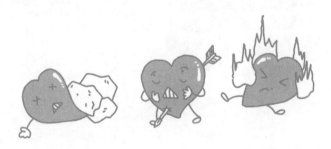

由心脏病引起的胸痛主要局限于胸部偏左的位置，大多数人有绞痛、憋闷感、濒死感，有些患者会有胸部像火烤一样的灼热感，而不是憋闷感或者绞痛。

胸痛一般持续5～15分钟，严重时可能持续30分钟甚至更长时间。

咳嗽

　　持续咳嗽、端坐呼吸或者哮喘发作是心力衰竭的征兆，是肺积水导致的结果。有时候，心力衰竭患者还会咳粉红色泡沫痰。

> **温馨提示**
> 端坐呼吸是呼吸困难的一种表现，平卧位时会出现憋气、气喘，必须强迫坐位才能够缓解症状。

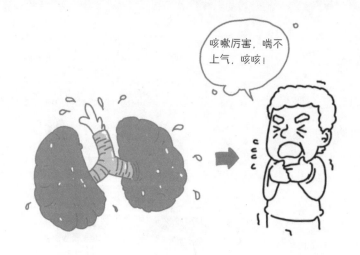

眩晕

　　心脏病发作时可引起头晕和意识丧失，一般是因为心脏泵血功能突然下降，导致大脑供血不足，此时多伴有较严重的心律不齐，严重时可导致晕厥，甚至猝死。

疲劳

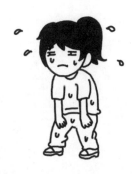

心脏病发作期间可引起经常性的疲劳、乏力，尤其见于女性。

恶心或食欲减退

心脏病发作时可能伴有恶心、食欲减退等消化道症状。心脏病导致的腹部水肿可以影响食欲。

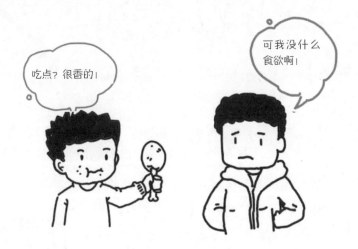

其他部位疼痛

心脏病发作时，有时候可能并不会发生胸部疼痛，而是其他部位的疼痛，且是一过性的。

疼痛可由胸部延伸到肩部、手臂、肘部、背部、颈部、卜颌或者腹部。男性心脏病患者经常感到左臂疼痛，女性患者多发生双臂或者肩胛骨疼痛。

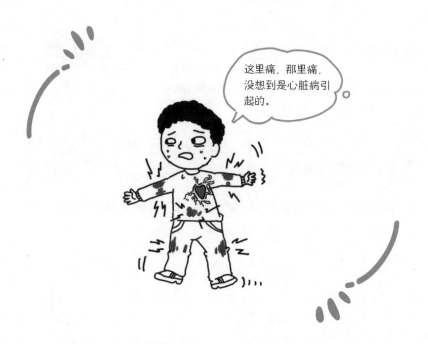

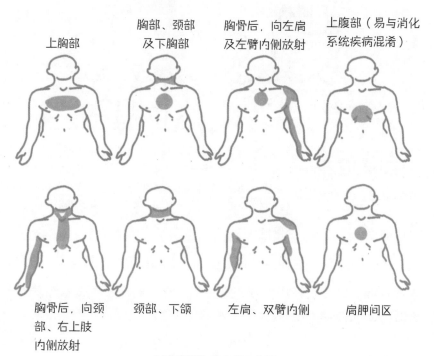

| 上胸部 | 胸部、颈部及下胸部 | 胸骨后，向左肩及左臂内侧放射 | 上腹部（易与消化系统疾病混淆） |

| 胸骨后，向颈部、右上肢内侧放射 | 颈部、下颌 | 左肩、双臂内侧 | 肩胛间区 |

心脏病发作疼痛常见部位

🧴脉搏急促或者不规则

一般人的正常脉搏一分钟为60~100次，而且跳动是规整的。脉搏急促或者不规则，尤其是伴有胸闷、心悸、眩晕、乏力等症状时，提示可能存在心脏病，要及时就医。

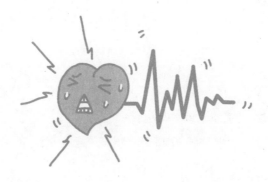

🧴呼吸急促

有些患者会出现呼吸急促症状，呼吸频率异常加快，每分钟超过20次。呼吸急促可能是心脏病发作或者心力衰竭的征象，经常会伴有胸闷、心悸、乏力等症状。

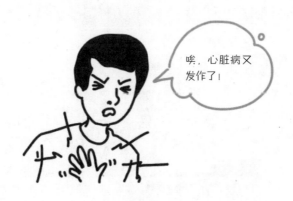

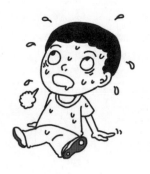

出汗

突然出冷汗、大汗淋漓是心脏病发作的一个常见征兆，尤其是坐着不动也会不停地出汗的时候，一定要小心。

肿胀

如果出现全身水肿或胸腔、腹腔积液，脚、踝、腿或腹部明显肿胀，以及气促、腹胀等不适，有可能是心力衰竭的表现，一定要赶紧去医院。

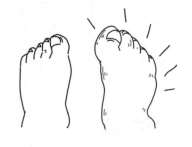

虚弱

在心脏病发作期间，一些人会有严重的、不明原因的虚弱表现，有的人甚至连用手指拿一张纸的力气都没有。

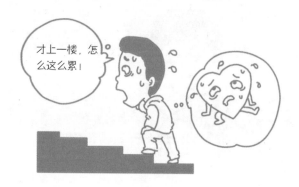

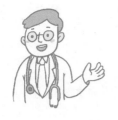

哪些人容易得心脏病

心脏病其实有很多类型，病因也是复杂的，除了先天性和遗传性因素以外，下面这些人比较容易得心脏病。

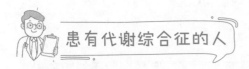

患有代谢综合征的人

随着社会经济的发展和生活方式的改变，高血压、糖尿病、肥胖和血脂紊乱的发病率逐年升高，这些慢性病互相影响，并在同一个体中聚集存在，这一临床现象称为代谢综合征。

患有代谢综合征的人，具有较高的患心脏病风险，特别是冠心病，这与高血压、糖尿病、高血脂对血管长期慢性损害导致的动脉硬化斑块、狭窄有关。

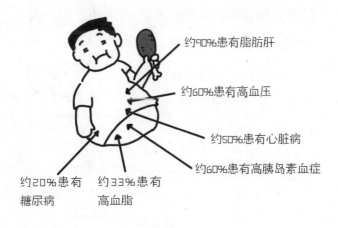

约90%患有脂肪肝

约60%患有高血压

约50%患有心脏病

约60%患有高胰岛素血症

约20%患有糖尿病

约33%患有高血脂

有不良生活习惯的人

有长期熬夜、吸烟、酗酒、暴饮暴食、工作压力大、久坐、缺乏锻炼等不良习惯的人容易得心脏病。有这些习惯的人由于身体长期处于兴奋、紧张、焦虑状态，再加上不规律饮食、吸烟、饮酒等因素损伤血管，导致患心脏病的风险大大提高。

家族里有得心脏病的人

包括冠心病、心肌病等在内的很多心脏病，归根到底都和基因有一定关系。如果家族里有人有早发心脏病或猝死的，那么自己患心脏病的概率会增加很多。

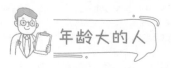
年龄大的人

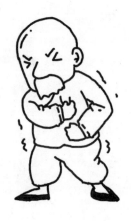

人体的器官随着年龄的增长不可避免地会出现退化，心血管疾病也一样。随着年龄的增长，动脉硬化会逐渐加重，各种心脏病出现的风险也随之增加，这是人为无法改变的。

我们虽然无法改变基因、年龄等引发心脏病的因素，但是可以通过平衡饮食，积极锻炼，控制体重，戒烟限酒，控制血压、血脂、血糖等方式，预防心脏病的发生或再发。

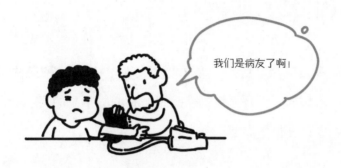

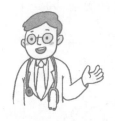

心脏病有哪些类型

很多人以为心脏病就是单指冠心病，其实这种说法是错误的。心脏病属于循环系统的疾病，包括心脏本身的疾病和大血管疾病在内，有很多类型。

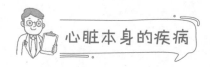

除冠心病外，心脏病还可分为高血压病、心肌病、心脏瓣膜病、风湿性心脏病、先天性心脏病、感染性心内膜炎、感染性心肌炎、心包疾病、心律失常等，以及心脏病到了晚期出现的心力衰竭、心搏骤停、心源性猝死等。

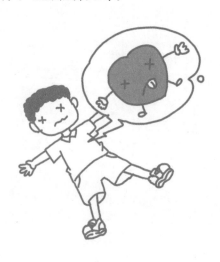

与心脏相关的大血管疾病

我们常说的与心脏相关的大血管疾病，多指主动脉疾病。主动脉是人体最大、最重要的动脉，它与心脏息息相关。由心脏泵出的血液总是要先经过主动脉，再像树枝一样不断分配到全身的血管中。

主动脉疾病根据其原因可分为两种：第一种是先天性疾病，多于幼年起病，与遗传因素关系密切，如马方综合征、法洛四联症等；第二种是后天疾病，多因高血压、动脉粥样硬化引起，如主动脉瘤、大动脉炎和外伤导致的主动脉断裂和损伤。其中主动脉瘤与心脏疾病息息相关，我们常说的"主动脉夹层"就属于这个范畴，该病非常凶险，多见于顽固性高血压和动脉粥样硬化的患者。

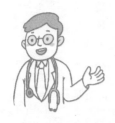

心脏病会遗传吗

并不是所有心脏病都会遗传。有些人自己有心脏病，担心会遗传给自己的孩子，这是可以理解的。那么哪些心脏病可能会遗传？哪些心脏病又不会遗传呢？

 有遗传倾向的心脏病

有些心脏病会遗传，多见于先天性、早发性心脏病，如结构性心脏病（肥厚型心肌病）、离子通道疾病（某些心律失常）等，因为这类疾病存在相关的致病基因，可以通过遗传的方式传递给下一代。比如肥厚型心肌病已被证实具有遗传倾向，家族聚集现象比较明显。部分心律失常也被发现和遗传相关。

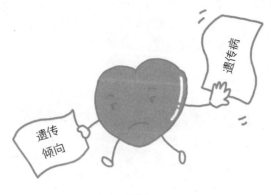

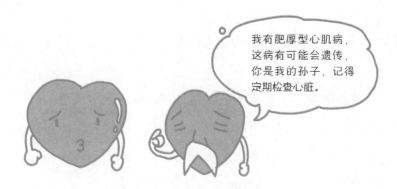

　　除此以外，也存在一些间接遗传的情况，比如由于高血压病、糖尿病、高脂血症等引起的冠心病、瓣膜病等可以通过不良的生活习惯遗传给下一代。

　　因此，如果直系亲属中有早发性心脏病病史，建议每年定期体检，特别是进行心脏方面的相关检查，以排除心脏疾病的发生。

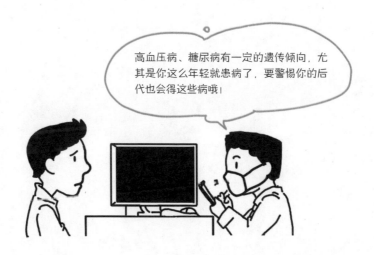

不会直接遗传的心脏病

　　有些心脏病是不会遗传的，尽管存在家族聚集现象，但目前没有证据证明它们可以直接遗传给下一代，如高血压性心脏病、冠心病（部分）、心律失常（大部分）、风湿性心脏病、感染性心脏病等疾病并没有遗传倾向，多是后天造成的。

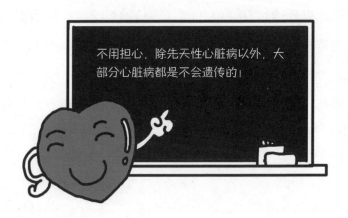

不用担心，除先天性心脏病以外，大部分心脏病都是不会遗传的。

别让冠心病缠上你

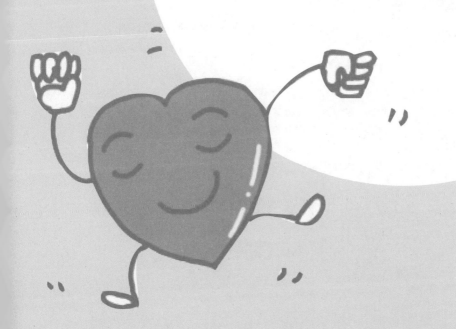

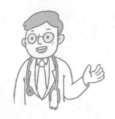

你了解冠心病吗

什么叫冠心病

冠状动脉粥样硬化性心脏病简称"冠心病"，它是由于冠状动脉粥样硬化，造成心脏供血动脉狭窄、供血不足而引起心肌缺血、缺氧或坏死的心脏病，也叫缺血

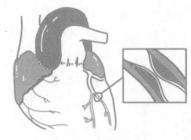

心脏供血动脉狭窄

性心脏病。简单地说，冠心病就是心脏的肌肉缺血或者坏死。

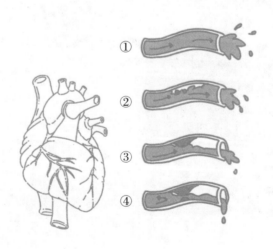

引起冠心病的因素有哪些

引起冠状动脉粥样硬化的因素有很多。

① 糖尿病

糖尿病是引发冠心病的一个危险因素，二者常常在同一个患者身上出现。糖尿病患者患冠心病的概率是非糖尿病患者的4倍，冠心病也是糖尿病性心脏病的一种。

② 高血压病

高血压病与冠状动脉粥样硬化的形成和发展关系密切。每100个冠心病患者中有50～70人患有高血压病。

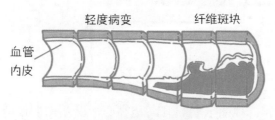

动脉粥样硬化过程

一旦患上高血压病，冠心病往往就跟着来了！

因此，高血压病对心脏是一个危险信号，努力将血压控制在正常范围可以降低冠心病的发病率。

③ 年龄与性别

冠心病多见于40岁以上的中老年人，年轻男性比年轻女性患病率高。女性绝经期前发病率低于男性，但绝经期后女性与男性的发病率几乎相等。

④ 高脂血症

总胆固醇和低密度脂蛋白胆固醇水平与冠心病发病率之间存在着密切的关系。

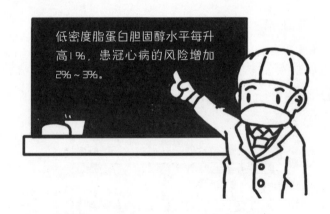

低密度脂蛋白胆固醇水平每升高1%，患冠心病的风险增加2%～3%。

除此以外，甘油三酯的升高和高密度脂蛋白胆固醇的降低也是诱发冠心病的危险因素。

⑤ 吸烟

吸烟是冠心病的重要危险因素，是唯一最有可能避免死亡的因素。冠心病与吸烟之间存在着明显的用量-反应关系，即吸烟越久、越多，患冠心病的风险越高。

⑥ 肥胖症

肥胖已明确为冠心病的重要危险因素，可增加冠心病的死亡率。

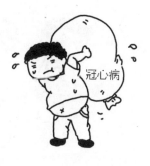

⑦ 其他

久坐、不爱运动的人患冠心病的概率和死亡风险将翻一倍。此外，还有遗传因素、酗酒等。

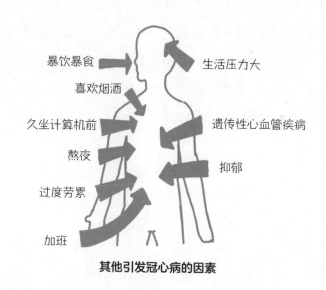

暴饮暴食
喜欢烟酒
久坐计算机前
熬夜
过度劳累
加班

生活压力大
遗传性心血管疾病
抑郁

其他引发冠心病的因素

 冠心病的类型和症状

冠心病在临床上分为隐匿型、心绞痛型、心肌梗死型、心力衰竭型（缺血性心肌病）、猝死型五个类型。其中最常见的是心绞痛型，最严重的是心肌梗死型和猝死型。

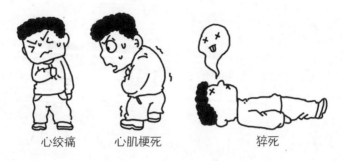

心绞痛　　心肌梗死　　　　猝死

① 心绞痛

心绞痛是一组由于急性暂时性心肌缺血、缺氧所引起的症候群，不同人的心绞痛发作表现不一样。典型的心绞痛发生在胸骨的后面，疼痛区一般约手掌大小，有像石头压着胸口一样的压迫感，也可能有像绳索勒紧脖子一样的憋闷感，让人难以忍受，甚至会有濒死感，伴有面色苍白、大汗淋漓。具体表现如下：

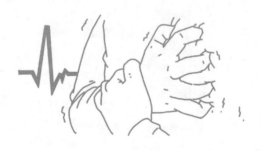

（1）胸部有压迫窒息感、闷胀感、剧烈的烧灼样疼痛，疼痛一般持续2~5分钟，也有长达15分钟的，可自行缓解或服药缓解。

（2）疼痛常放射至左肩、左臂前内侧直至小指与无名指。

（3）疼痛在心脏负担加重时出现，休息或舌下含服硝酸甘油片几分钟后疼痛即可消失。

（4）疼痛发作时，可伴有（也可不伴有）虚脱、出汗、呼吸短促、忧虑、心悸、恶心或头晕症状。

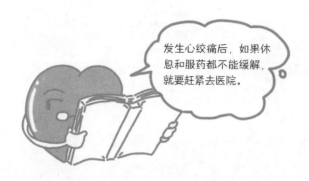

发生心绞痛后，如果休息和服药都不能缓解，就要赶紧去医院。

② 心肌梗死

心肌梗死是冠心病的危急时刻，表现为心绞痛发作更频繁、更剧烈。但也有无心绞痛史而突发心肌梗死的病例。

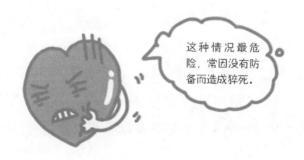

这种情况最危险，常因没有防备而造成猝死。

心肌梗死的表现：

（1）突发时胸骨后或心前区剧痛，向左肩、左臂或其他处放射，且疼痛持续半小时以上，经休息或舌下含服硝酸甘油片不能缓解。

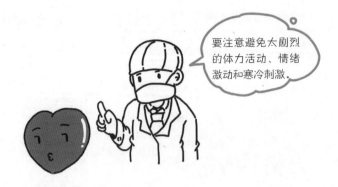

（2）呼吸短促、头晕、恶心、多汗、脉搏细微。

（3）皮肤湿冷和灰白、重病病容。

（4）大约十分之一的患者的唯一表现是晕厥或休克。

 常用的冠心病检查方法

①　心电图

　　心电图是诊断冠心病最早、最常用和最基本的方法。与其他诊断方法相比，心电图使用方便，易于普及，当患者病情变化时可及时捕捉其变化情况，并能连续动态观察和进行各种负荷试验，以提高其诊断敏感性。

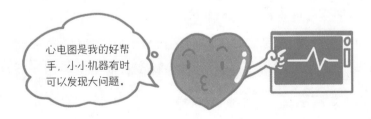

② 动态心电图

动态心电图是一种可以长时间（通常是24小时）连续记录并分析心脏在活动和安静状态下心电图变化的方法，它的优点在于记录的时间长，所收集的心电图信息更多，可以更全面地了解心脏情况。

③ 冠状动脉造影

冠状动脉造影是目前冠心病诊断的"金标准"，可以明确冠状动脉有无狭窄，以及狭窄的部位、程度、范围等，并可据此指导进一步治疗。此外，进行左心室造影，可以对心脏功能进行评价。

④ 心脏彩超

心脏彩超可以对心脏形态、室壁运动以及左心室功能进行检查，是目前常用的检查手段之一。

心电图和心脏彩超是我们最常用的检查心脏的手段，它们简便、快捷，能发现心脏的大部分问题哦！

(5) 心肌酶学检查

心肌酶学检查是急性心肌梗死诊断和鉴别诊断的重要手段之一。

以上是常见的冠心病检查手段，冠心病的诊断需要结合胸闷、胸痛及气促等症状和心电图、心肌酶学、心脏彩超等检查，必要时做冠状动脉造影进行确诊。

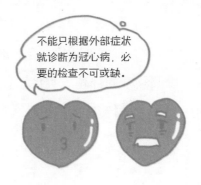

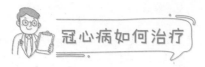

如果心脏血管堵了，那就危险了，需要采取科学、正确的方法来治"堵"，主要有改变生活方式、药物治疗和手术治疗3种。

🧴 改变生活方式

改变生活方式是给心脏治"堵"的第一步。健康的生活方式可以减缓甚至阻止"堵"的进程，提高生活质量和延长寿命。

（1）戒烟且避免吸入二手烟。吸烟者患冠心病的风险是不吸烟者的3倍！因此无论是"一手烟"还是"二手烟"，请在日常生活中远离吧！

（2）适当锻炼身体。在心脏力所能及的承受范围内，可以通过散步、游泳、慢跑、打太极拳等运动来锻炼心脏功能。其中最好的运动频率是每周3～5次，每次30分钟左右。大家可以根据自己的年龄、性别、体力、病情等不同情况逐步增加运动时间和运动强度。

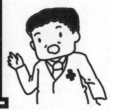

三五七步行运动法
"三"：指每天要步行3000米以上，且每次坚持30分钟。
"五"：指每星期运动5次以上。
"七"：指每次运动后心率+年龄≤170。

（3）维持合理的体重。标准体重是反映和衡量一个人健康状况的重要标志之一，过胖和过瘦都不利于健康。

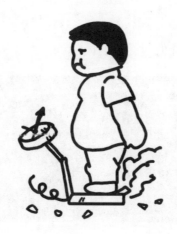

体重指数（body mass index，BMI）是国际上常用的衡量人体胖瘦程度以及是否健康的一个标准。BMI=体重（千克）÷身高^2（米^2），其正常范围是18.5～23.9千克/米^2。

冠心病的药物治疗

除了改变生活方式以外，有时需要使用药物进行治疗来减轻症状、降低心脏病发作的风险。

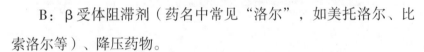

"ABC药物治疗"总则，也需要了然于心哦！

A：阿司匹林、氯吡格雷等抗血小板药物。

B：β受体阻滞剂（药名中常见"洛尔"，如美托洛尔、比索洛尔等）、降压药物。

C：调脂药（药名中常见"他汀"，如阿托伐他汀等）。

为了控制冠心病症状，可能还要服用抗心绞痛药物，如硝酸甘油片、单硝酸异山梨酯片等。在服药过程中，还要牢记以下注意事项才可以真正降低冠心病的风险。

（1）了解你正在服用的所有药物。

（2）每天固定时间服药。

（3）如果偶尔忘记服药，不要试图补上，不要一次吃两顿。

（4）未经医生许可，不要擅自停药或换药。

（5）即使服用非处方药物，也要告诉你的主治医生。

（6）出门和旅游时随身携带药品。

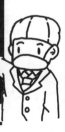

🧴 冠心病的手术治疗

如果采用了药物治疗后，冠心病的心绞痛症状依然没有得到有效改善，此时就需要考虑采取手术治疗来改善心脏血管的狭窄状况，保障心脏有足够的血液供应。

常用的手术治疗方式包括冠状动脉血管成形术（微创手术）和心脏搭桥术（外科手术）。

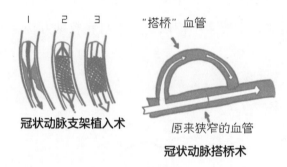

冠状动脉支架植入术

冠状动脉搭桥术

手术治疗后还需注意以下事项：

（1）在医生指导下继续服药。

（2）保持血压、血糖、血脂稳定。

（3）出现心前区疼痛或者不适时应及时电话咨询或者去医院复查。

（4）术后2～3个月抗凝治疗期间，不要拔牙，不做外科手术。

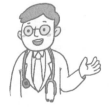

冠心病急性发作如何自救

当冠心病心绞痛突然发作时，表现为胸闷痛、憋闷不适，常常让人措手不及，如果没有采取正确的自救措施，可能会错过最佳治疗时机和出现严重的并发症。因此，在心绞痛发生时如何处理就显得非常重要，牢记以下五步自我救助方法，关键时刻可以救命。

原地休息

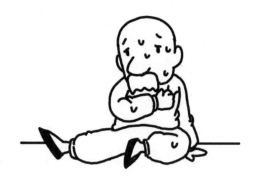

心绞痛发作时应立即原地休息，不要站立，不要走动，保持半卧位（或坐位），尽量少说话，深呼吸，减少活动量。

使用急救药物

如果身边带着药，就将1片硝酸甘油片（或速效救心丸10~15粒）放在舌下含服，一般2~5分钟起效，心绞痛会逐渐减轻。如果疼痛不能缓解，可5分钟后再含1片，但连续使用不能超过3片。有些患者对药物比较敏感，小剂量使用就可能引发严重低血压，尤其是站立着服药时，因此这些患者舌下含服药物时应尽可能采取坐位，以免因头晕而摔倒。

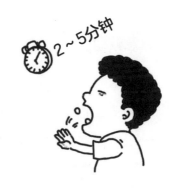

2~5分钟

> **温馨提示**
> 冠心病患者家中常备或外出时随身携带的急救药物有硝酸甘油片、麝香保心丸、速效救心丸、复方丹参滴丸、冠心苏合丸、阿司匹林等。

稳定情绪

心绞痛发作时，心脏的剧烈疼痛让人产生极度的恐惧、紧张等不良情绪，这对缓解心绞痛十分不利。为了避免恐惧、紧张等不良情绪加重病情，要保持平静的心态。

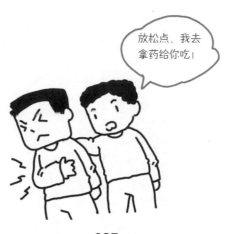

放松点，我去拿药给你吃！

紧急救助

如果采取原地休息、使用急救药物、稳定情绪等措施后仍感觉不适或者症状逐渐加重，应立即拨打急救电话请求帮助，之后尽量保持静息状态等待医生到来。如果你是独自一人，绝对不能自行就医，应该在家等待救援的到来，保持门不上锁。

按压中医急救穴

假如心绞痛突然发作，身边又没有医生和药物，可尝试使用中医"急救三穴"来缓解症状。但必须注意这种方法只能起到暂时缓解的作用，待心绞痛缓解后，仍需要及时去医院就诊。

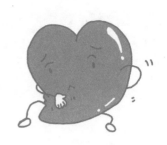

① 膻中穴

（1）位置：位于胸前正中线上，与第四肋平齐，在两乳头连线的中点上。

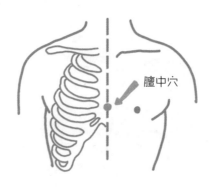

膻中穴

（2）操作：用拇指点按膻中穴18次；顺时针揉36次，逆时针揉36次。也可用右手掌按在膻中穴上，顺时针和逆时针各按揉100次。可自己操作或由他人帮忙。

②内关穴

（1）位置：位于腕横纹直上2寸。

（2）操作：左手拇指点按右手内关穴，适度向下按压半分钟，顺时针和逆时针各按揉100次，直至产生"酸、麻、胀、痛"的感觉为止；再换右手拇指点按左手内关穴。一般自己可操作。

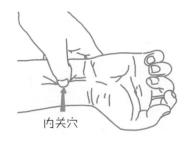

内关穴

③至阳穴

（1）位置：在背部两肩胛下缘的连线中点（第7胸椎棘突下凹陷处）。

（2）操作：患者坐式或俯卧，救助者站在患者左侧，用右手拇指或两手拇指叠加，按压至阳穴。用力幅度以患者能耐受为宜，一般按压3分钟左右，心绞痛可缓解。

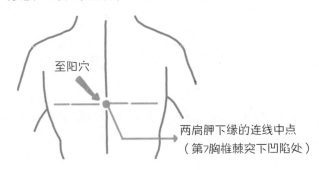

至阳穴

两肩胛下缘的连线中点
（第7胸椎棘突下凹陷处）

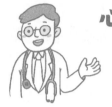

心电图正常就不是冠心病吗

很多人会问医生：心电图没有问题，我是不是就没有冠心病？

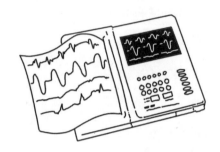

心电图其实就是对心脏电信号的描绘，心脏轻度损伤并不一定在心电图上显现，所以心电图对心脏病的诊断仅可作为参考。特别是对于冠心病患者，心电图正常绝对不能说明心脏没有问题。

冠心病患者更应关注的是心电图的动态变化，而不是单纯通过一份心电图判断是否有缺血表现。

 心电图显示正常，也可能是冠心病

即使患了严重的冠心病，在心绞痛不发作时，心电图表现也可能是完全正常的。

即使是正在发作的心绞痛，甚至心肌梗死，心电图表现也可能是"正常"的。

有研究显示，冠心病患者非发病期间心电图表现正常者占50%，甚至心肌梗死也可能表现为"正常"的心电图。

所以冠心病的诊断不能单纯依据心电图，而要根据临床症状和辅助检查（心电图、心肌酶学检查及冠状动脉造影等）综合评估。

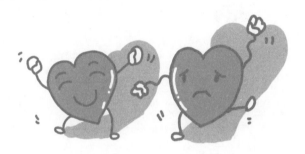

 即使心电图显示有问题，也不一定是冠心病

即使心电图提示心肌供血不足，也不一定代表有冠心病，在健康人中也有10%~30%的可能性出现ST-T改变。

心电图即使有T波倒置、ST-T改变，也不一定就是心肌缺血，有些健康人一辈子的心电图都是这样，只有当心电图出现明显的动态变化时才能提示有冠心病或心肌缺血。

总之，心电图除了对即时的心律失常诊断有确诊意义，其他时候对心脏病的诊断仅供参考。

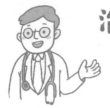

治疗冠心病一定要放支架吗

心脏造影和支架置入已经成为治疗冠心病的常规手段，但是冠心病患者一定要放支架吗？

什么是冠状动脉支架

心脏支架又称冠状动脉支架，是心脏介入手术中常用的医疗器械，通过支架"撑开"血管可以让狭窄的血管重新扩张。

心脏支架最早出现在20世纪80年代，经历了金属支架、药物支架、可降解支架的研制历程，主要材料为不锈钢、镍钛合金或钴铬合金。其手术原理就是将特制的金属弹簧圈放到堵塞的血管位置，把闭合或者狭窄的血管撑开，从而使血流正常通过。

支架植入治疗可以说是不得已而为之的手段。支架植入或者冠状动脉搭桥并不是治疗冠心病本身，因此术后患者还是存在血

> **温馨提示**
> 冠心病的防治主要在于预防，包括：
> 冠心病的一级预防——预防冠状动脉狭窄。
> 冠心病的二级预防——冠状动脉狭窄后预防病变加重，防止急性血栓形成。

管再次狭窄的风险，需要长期服药来维持手术效果。

哪些情况需要放支架

是否置入支架需根据患者的实际病情决定，下列这些情况一般需要放支架。

（1）年纪较轻的冠心病患者，为了缓解症状，提高生活质量。

（2）心绞痛经积极药物治疗后病情仍然不能稳定的。

（3）虽然心绞痛症状较轻，但心肌缺血的客观证据明确，狭窄病变显著。

（4）心脏支架治疗或心脏搭桥术后心绞痛复发，冠状动脉管腔再次狭窄。

（5）急性心肌梗死24小时以内。

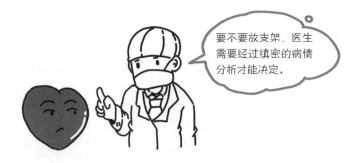

要不要放支架，医生需要经过缜密的病情分析才能决定。

冠状动脉支架不是万能的

冠状动脉支架植入可以改善冠心病患者心肌缺血的症状，但并不是说给这个患者放了支架，他的冠心病就治好了，放了支架的血管也可能再次狭窄，支架的部位还可能形成斑块。举个例子：下水道堵了，下水道操作工人只是把它捅开了，并没有防止它再堵，大家都不往里面扔东西才是解决问题的根本。冠心病治疗也是同样的道理。所以控制冠心病的危险因素才是治疗重点。

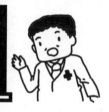

支架不是万能的，放完支架后要坚持服药，改变不良生活习惯。

 ## 做完支架手术后的注意事项

（1）坚持服药，注意自我观察

支架手术后，患者仍要长期服用二级预防的药物，包括抗血小板药物、β受体阻滞剂及调脂药，以控制血压、血脂和血糖等危险因素。绝大部分药物可能需要终身服用。

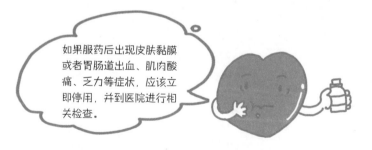

如果服药后出现皮肤黏膜或者胃肠道出血、肌肉酸痛、乏力等症状，应该立即停用，并到医院进行相关检查。

②定期检查

定期检查血压、血糖、血脂、肝肾功能等，原有高血压病、糖尿病和脑血管病的患者，更要重视原发病的治疗和定期复查，如果相关指标明显升高，就要积极采取治疗措施。

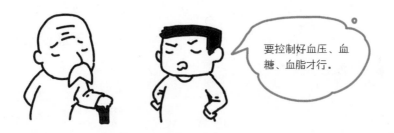

③适量运动，情绪稳定

患者身体状态稳定后，要进行适量运动，同时要保持乐观、平静的心态。

④注意日常饮食

可以多吃蔬菜、水果、糙米、全谷类及豆类等富含纤维的食物，它们可以帮助排便、预防便秘、稳定血糖及降低胆固醇。少食肥肉、动物内脏、鱼卵、奶油等食物，可多选择脂肪含量较少的鱼肉、去皮鸡肉等；全蛋每周可吃1～2个。

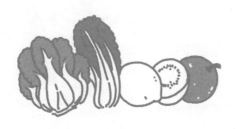

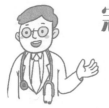

冠心病患者饮食要注意什么

预防冠心病应从注意饮食和生活方式做起，主要目的是控制患者的血糖、血脂、血压，预防心血管疾病复发，而冠心病患者更加应该注意日常饮食。

有益心脏健康的饮食

心脏最喜欢的莫过于以下饮食方式：低盐（每日2～5克）、低脂、优质蛋白、高维生素、高膳食纤维，忌饱餐、酗酒、浓茶、咖啡。

所以日常饮食的选择要牢记"宜食"和"忌食"，保护心脏健康。

"宜食"

饮食宜清淡，少食多餐，多食易消化的食物，要摄食足够的蔬菜和水果。肥胖症患者应控制摄食量，以减轻心脏负担。

宜食富含维生素E的食物，如麦胚

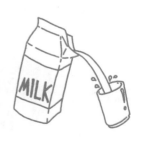

油、玉米油、花生油、芝麻油及莴笋叶、奶制品等。

宜食含镁丰富的食物，如小米、大麦、豆类及肉类等食物。

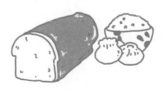

蛋白质摄入宜动物性蛋白质与植物性蛋白质各半，或植物性蛋白质略多于动物性蛋白质，并且要适当控制进食量。

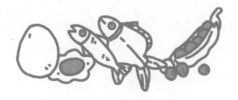

"忌食"

不宜食动物脂肪、胆固醇含量较高的食物，如动物油、动物内脏（心、肝、肾）、脑髓、肥肉、蛋黄，以及水产品中的螺、贝类、鱿鱼、乌贼等。

不宜食用含盐量较高的食物。

不宜食用使神经系统兴奋和促发血管痉挛的食物，如浓茶、咖啡、烈性酒、强烈调味品。

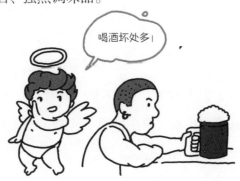

预防冠心病的饮食品类

预防冠心病要做到严格控制膳食总热量，选择低脂、低胆固醇膳食，并限制蔗糖及含糖食物的摄食。心脏喜欢"轻盈"的饮食结构，可多食富含维生素C（如新鲜蔬菜、瓜果）和植物蛋白（豆类及其制品）的食物。此外，奶及奶制品、豆类、小虾米皮等含钙比较丰富，燕麦、小麦、小米、豆类等谷物含有较多的镁，鱼类、肉类等含较多的锌。这些都是对心脏健康有益的食物。

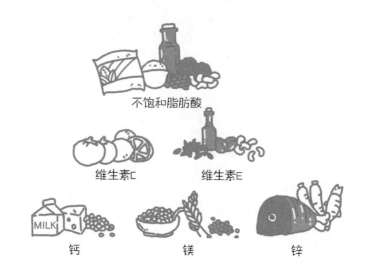

① 谷类

多吃谷类，尤其是粗粮，如玉米、小米、紫米、高粱、燕麦、荞麦、麦麸等。粗粮含有丰富的不可溶性纤维素，可降低血液中低密度胆固醇和甘油三酯的浓度。

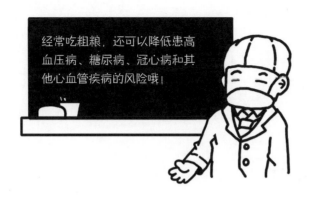

经常吃粗粮，还可以降低患高血压病、糖尿病、冠心病和其他心血管疾病的风险哦！

② 豆类及其制品

豆类食物含有豆固醇，豆固醇是植物固醇，人体摄入后不仅不被吸收，还能抑制胆固醇的吸收。

③ 绿色蔬菜和水果

绿色蔬菜富含维生素C、类黄酮，能软化血管，增强血管弹性，富含的镁、钾等能软化血管，缓解血管压力。可多吃菠菜、西蓝花、油麦菜等。

山楂、柑、苹果、香蕉、西瓜等水果可补钾排钠，保护心肌细胞。

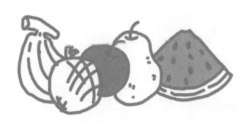

④ 瘦肉与鱼类

包括瘦猪肉、牛肉和家禽肉（去皮），以及多数河鱼和海鱼。尤其是深海鱼，如金枪鱼、三文鱼等，能补充DHA（二十二碳六烯酸），可有效降低引起动脉粥样硬化的甘油三酯的指标。

⑤ 黑木耳

黑木耳可以降低血液黏稠度，使人不易得冠心病。每日可吃5～10克。

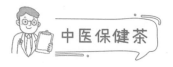

大家日常生活中习惯以茶会友，茶不离身，虽然心脏不喜欢浓茶、咖啡等，但中医食疗保健茶是可以给心脏"提神打气"的！

① 麦冬茶

麦冬30克，生地黄30克。将两味药用文火（即小而缓的火）煎沸，煮至300毫升代茶服用，每日1次。有补气养心、清热养阴的作用，可提高心肌耐缺氧的能力。

② 止痛活血茶

红花5克，绿茶2克，红糖20克。文火煎沸，煮至300毫升代茶服用，每日1次。有活血化瘀、温经散寒的作用，可用于改善冠心病患者的胸闷、隐痛等不适。

③ 舒心菖蒲茶

石菖蒲3克，酸梅肉5枚，大枣5枚，红糖20克。文火煎沸，煮至300毫升代茶服用，每日1次。石菖蒲可安神，酸梅肉、大枣可养心血，对于心气虚弱、心血不足引起的心悸、失眠、健忘等效果甚佳。

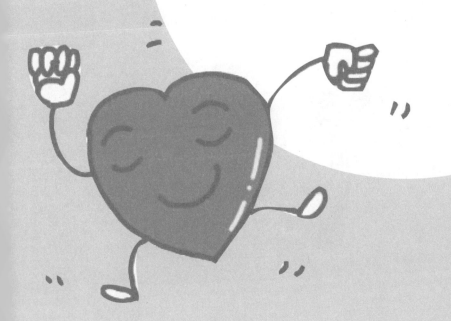

心脏常见疾病防治

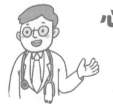

心律失常？正确对待不害怕

什么是心律失常

你有没有偶尔感觉心脏跳得不太对劲，时常感觉胸口"咯噔"一下，还有想要咳嗽的感觉？这有可能是心律失常！

心脏虽然一直都在持续地跳动，但也有出错的时候。心脏的搏动规律由心电传导系统指挥，其中最关键的"司令官"是窦房结。窦房结错误地传达指令，就会引发心律失常。

窦房结这个"司令官"很有权威，心脏的活动受窦房结的约束。窦房结仅通过"电信号"就可以指挥心脏正常活动。

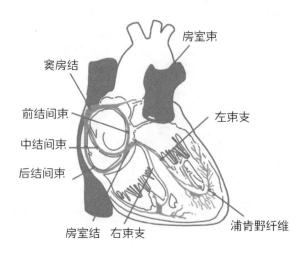

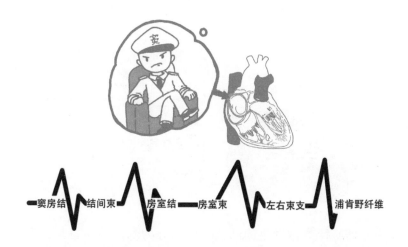

窦房结　结间束　房室结　房室束　左右束支　浦肯野纤维

正常情况下，窦房结下达指令，电信号从窦房结传出后，依次沿着结间束、房室结、房室束、左右束支、浦肯野纤维向下传导，各部分并然有序地执行，心脏规律跳动。

如果窦房结不能正常发出指令，或者其他部分代替窦房结发布错误命令，那么心脏就不能正常地按规律跳动，这时就会出现心律失常。

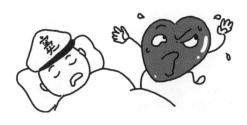

 心律失常有哪些类型

根据分类方法的不同，可以将心律失常分为不同类型。

根据心跳的快慢，可以将心律失常分为快速性心律失常和缓慢性心律失常两大类。

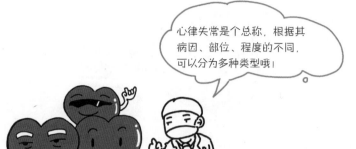

心律失常是个总称，根据其病因、部位、程度的不同，可以分为多种类型哦！

根据心律失常发生的部位，可以分为窦性心律失常、房性心律失常、室性心律失常。窦性心律失常又可以分为窦性心动过速、窦性心动过缓、窦性心律不齐。房性心律失常，包括房性期前收缩（又称房性早搏、房早）、心房颤动（简称房颤）。室性心律失常，主要包括室性期前收缩（又称室性早搏、室早）、室性心动过速（简称室速）、心室颤动（简称室颤）等。

根据心律失常的恶性程度，又分为致死性心律失常和非致死性心律失常。

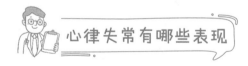
心律失常有哪些表现

心律失常的临床表现多种多样，常见症状有心悸、落空感、头晕、眼前黑矇、晕厥等。

 心悸

心悸是一种自觉心脏跳动不适感或心慌感，是心律失常最常见的临床症状。当心率增快、减慢后节律不规整时，会出现心中悸动、郁郁不安，或突然的失重感，这时候听心率或触摸自己的脉搏，可以发现心率、节律的变化。

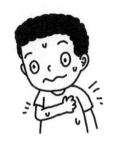

②　胸闷

胸闷常与心悸同时出现，表现为胸中空虚，或胀闷、憋闷不适，可伴有恶心症状，一般无明显的胸痛。

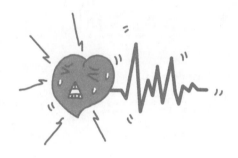

③　头晕眼花

头晕眼花简称眩晕，可出现天旋地转、眼前黑矇、视物模糊，甚至晕厥、猝死等症状。这是因为突发、严重的心律失常影响心脏的正常收缩、舒张，导致血压突然下降，脑供血不足。若是恶性心律失常，脑供血长时间、急剧下降，可出现猝死，危及生命。

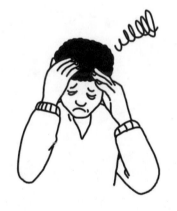

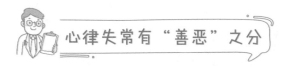

④ 没有症状

有些心律失常症状比较轻微，如窦性心动过缓、窦性心律不齐、偶发房早、偶发室早等，不影响心脏的正常活动，因此往往没有特殊的不适。此类患者多于体检时发现心律失常，一般也提示病情轻微，无须特别处理。当然，心脏无小事，无论是何种类型的心律失常，都应该咨询医生的意见，接受正规的治疗。

心律失常有"善恶"之分

大多数心律失常多是由于劳累、失眠、天气变化、情绪激动、饮食不当等因素导致，一般没有生命危险。人体得到足够的休息或排除引起心律失常的诱因后，失常的心律就可以恢复正常。

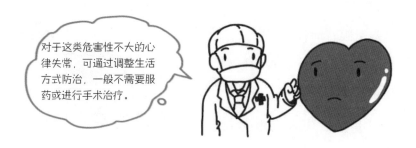

对于这类危害性不大的心律失常，可通过调整生活方式防治，一般不需要服药或进行手术治疗。

但是，仍有少数严重的心律失常需要引起我们的高度重视，除了服药治疗外，有时还要采取手术治疗才能根治，进而保证我们的生命安全。这类"恶性分子"包括频发的早搏、室上性心动过速、室性心动过速和心房颤动等，它们一般发病突然，伴随严重的心悸、胸闷、眩晕症状，甚至会引起晕厥、猝死。

严重的心律失常需要采取药物治疗和手术治疗。

　　除了药物治疗外，建议在有手术指征的情况下，采取射频消融微创手术，这是根治各类心律失常（包括严重的心律失常）最为有效的办法。

 不必害怕良性"早搏"

　　房早、室早是指心脏提前、过早地搏动，伴或不伴有心悸症状，是最常见的心律失常类型。俗话说"人有失手，马有失蹄"，窦房结虽然工作严谨，但也难免有失误，它的各个"下属"就更不用说了。所以，早搏的发生是很常见和正常的事情，我们大可不必"谈早搏色变"。

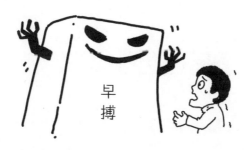

早搏

一般来说，一段时间内偶尔出现心脏早搏但是经检查没有发现器质性病变，可认为是身体发出的预警信号。这时候你就要好好思考一下了：是不是这段时间过于劳累、精神压力太大？是不是最近熬夜追剧太多？是不是刚刚失恋，心情太郁闷？此时不必紧张，调整生活状态后早搏症状大多会自行消失。

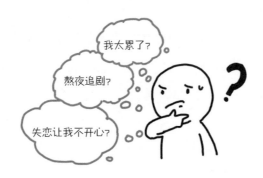

但是，如果早搏发生太过频繁，你时常感觉心慌、胸闷，这时，就要特别注意了。过多的早搏会影响心脏的泵血功能，产生头晕、黑矇等脑供血不足的症状。

如果检查心脏发现存在器质性病变，心脏的规律跳动就不太容易恢复。如果心脏本身出现了问题，应该尽早去医院治疗，不能乱用药，要按照医生的指示去治疗。不然可能诱发或加重心绞痛甚至心力衰竭。

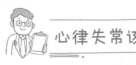
心律失常该怎么治疗

一般治疗

主要是通过生活方式的调整，包括适当休息、劳逸结合、调节情绪、调整饮食结构等方式，达到减压、缓解交感神经兴奋的目的。对于一些症状轻微、可自行缓解、良性的心律失常患者，如出现偶发房早、室早、窦性心动过速、窦性心动过缓，通过采取一般治疗方法就可以有效缓解症状。如果存在引起心律失常的其他疾病，在控制这些原发病的基础上，采取一般治疗方法，往往也能减少甚至终止心律失常的发生。

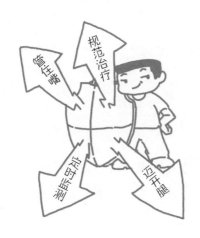

🧴 药物治疗

当采取一般治疗方法无效时，应在医生指导下，采用抗心律失常的药物进行治疗。患者在使用药物治疗时，对于药物的品种、剂量和服用方法应该遵从医生的医嘱执行，不要擅自调整。需要进行药物治疗的心律失常包括频发房早、频发室早、室上性心动过速、室性心动过速、心房颤动等。

🧴 手术治疗

手术治疗适用于药物治疗无效而病情严重的器质性疾病所致

的心律失常，常用的手术治疗方法有射频消融和安装心脏起搏器、植入型体内自动除颤器等。

如何预防心律失常的发生

调整心态

心脏的窦房结会受情绪影响，若长时间心情不好，窦房结就不按节律发信号了，就会出现早搏，所以调整心态，平稳情绪，有利于心脏健康。

定期复查

当经常出现心律失常时，有可能就是心脏出问题了，一定要定期复查。复查的项目主要有心脏彩超、动态心电图，以及定期监测血压、血糖及血脂等。

① 心脏彩超

心脏彩超就像一个放大镜，通过它可以大致发现心脏结构的问题，比如心房与心室之间的"门"关不稳了或打不开了、心室壁变厚了或变薄了等。

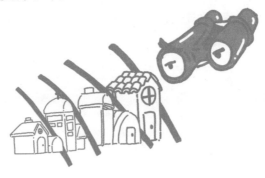

② 动态心电图

动态心电图就像一个雷达，时刻监视着窦房结及其"下属"发布的信号是否出错，一般会监视一天，所以无论是谁不好好干活而致早搏出现，都会被监视并记录下来。

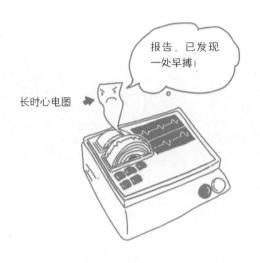

长时心电图 → 报告，已发现一处早搏！

③ 定期监测血压、血糖、血脂

血压、血糖、血脂是反映心脏健康与否的很好的指标，需要定期复查。一旦发现有问题，一定要咨询专科医生。

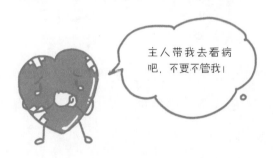

主人带我去看病吧，不要不管我！

🍶 规律作息

　　心脏也会累，也需要休息。当你活动的时候，心脏负荷加重，心率加快；当你安静的时候，心率会相对平稳一些。为了不让心脏长期处于高负荷状态，建议劳逸结合、规律作息，避免过度劳累。

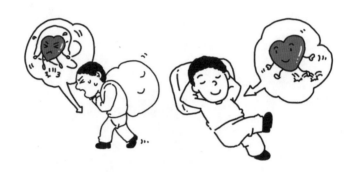

🍶 注意饮食

　　心脏对饮食也是很讲究的，喜欢平衡搭配的饮食。

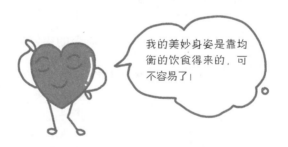

我的美妙身姿是靠均衡的饮食得来的，可不容易了！

　　心脏不喜欢烟和过量的酒，因为烟和过量的酒都会影响心脏血管的通畅。心脏不喜欢过多的浓茶和咖啡，因为浓茶和咖啡也会导致心律失常的发生。

适度运动

在心脏可承受范围内进行适度运动，可锻炼心脏的功能。同时，适度的运动可以降低或控制血压、血糖、血脂，也有益于心脏的健康。

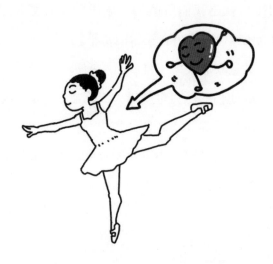

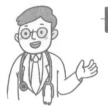

长期高血压？警惕
高血压性心脏病

什么是高血压性心脏病

　　心脏在收缩、舒张的过程中推动血液在血管中运行，血液对血管产生的压力就是我们所谓的"血压"。心脏收缩有力而规律，我们的血压就可以维持在正常的水平。

　　如果把心脏想象成大力士推着石头前进，那么血压越高，石头就越重，心脏面临的压力也就越大。高血压患者如果长期血压控制不佳，心脏长时间处于高负荷状态，长此以往就会引起心脏结构变化，出现心肌肥厚、心脏收缩舒张功能减退，这种状态就称为"高血压性心脏病"，严重的高血压性心脏病可以发展为心力衰竭。

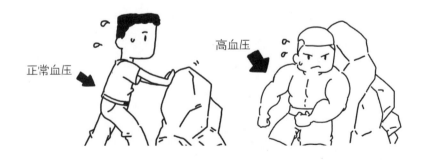

正常血压　　高血压

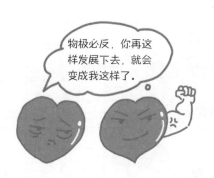

 ## 高血压性心脏病需要做什么检查

长期血压控制不佳，出现呼吸困难、咳嗽、水肿等症状时，应该怀疑有高血压性心脏病，此时要完善心电图、胸片、心脏彩超等检查，以了解心脏的结构、功能情况。

一般而言，心电图结果会提示"左心室高电压改变"；胸片提示心影增大；心脏彩超可发现增大的心房、心室，多以左心房、左心室增大为主，伴有二尖瓣、主动脉瓣反流等表现。

 ## 高血压性心脏病该怎么治疗

高血压性心脏病既然是由血压长期控制不佳引起的，最重要的治疗措施还是积极控制血压，包括调整生活作息、降低生活压力、控制饮食、适度运动及调整降压方案等。

除此之外，如果已经出现心力衰竭症状，必要时需要增加抗心衰的治疗，包括利尿、扩管、强心等措施，需要遵照医嘱接受相应的治疗。

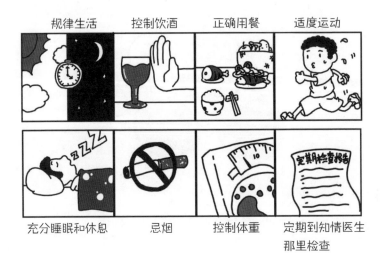

| 规律生活 | 控制饮酒 | 正确用餐 | 适度运动 |

| 充分睡眠和休息 | 忌烟 | 控制体重 | 定期到知情医生那里检查 |

 高血压性心脏病能完全康复吗

高血压性心脏病的发生、发展与血压控制程度密切相关，长期而有效地控制血压能够改善心肌肥厚的程度，甚至有希望使心脏恢复正常状态。

在控制血压的同时，注意保护心脏功能，既能防止出现心力衰竭，也有利于病情的控制。反之，病情严重或者延误治疗时机，导致出现严重的心力衰竭、心律失常等不良后果，是会危及生命的。

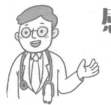

感冒，胸口疼？
可能是心肌炎

什么是心肌炎

心脏由特殊的心肌细胞构成，当心肌存在炎症反应时，会影响心脏的收缩、舒张、分泌等功能，我们称之为"心肌炎"。

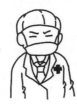

心肌发炎可不能忽视，一定要到医院进行规范治疗。

为什么会得心肌炎

引起心肌炎的原因主要有两方面：一方面，各种外界的病原体，包括病毒、细菌、真菌等感染心肌后引起的，属于感染性心肌炎。另一方面，一些非感染的因素，如免疫系统异常、接触放射性物质或化学性物质（如肿瘤化疗药物等）引起的，属于非感染性心肌炎。

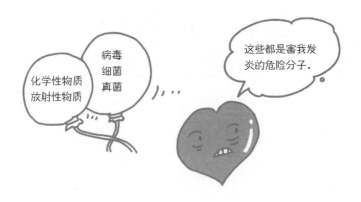

 心肌炎的常见症状有哪些

心肌炎有轻症、重症之分。

轻症

轻症心肌炎，有时并没有明显的症状，可能仅表现为轻度发热、胸闷、心悸、疲倦等，甚至患者没有察觉便痊愈了。

重症

重症心肌炎，多以发热、咽痛、流涕为早期症状，随着病程进展，逐渐出现胸闷痛、呼吸困难、乏力、水肿等症状，若不及时有效治疗，可出现严重的心力衰竭甚至猝死等不良后果。

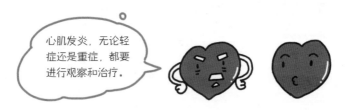

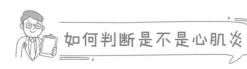

如何判断是不是心肌炎

当发热并伴有胸闷痛、气促、心悸等症状时，需警惕有心肌炎的可能，建议尽早就医。在医生指导下，完善心电图、心脏彩超、心肌酶学、病原体等检查，及早明确诊断及病因，以便医生及时开展相应的治疗。

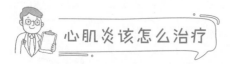

心肌炎该怎么治疗

对于轻症心肌炎，一般无须特殊治疗，主要是针对病因，解除感染或非感染因素，保证2～4周的卧床休息，观察病情变化，随着症状、指标和检查结果的改善，逐渐增加运动量。

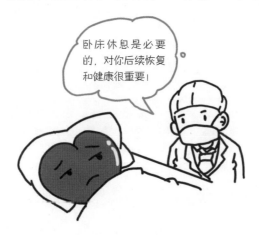

对于重症心肌炎，则要引起高度重视，需要进行住院治疗，尤其强调卧床休息，减少心脏的负担。在医生的指导下，接受抗

感染、抗病毒、免疫抑制等针对病因的治疗措施，必要时配合抗心衰等对症治疗。

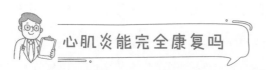

心肌炎能完全康复吗

心肌炎的治疗，是与时间赛跑，越早治疗效果越好。病情较轻，治疗得当，大部分心肌炎可以痊愈，没有后遗症。但少部分重症心肌炎患者，因病情严重或者治疗时机延误，会出现严重的心力衰竭、心律失常、休克等不良后果，危及生命。

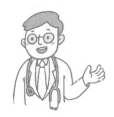

心包炎到底是什么

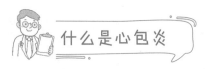

什么是心包炎

心脏的外边其实是穿了两层"衣服"的，也就是所谓的"心包"，两层心包膜之间存在少量浆液，它有润滑心肌、减少摩擦的作用。心包主要是保护心肌组织，与我们的"衣服"功能相近。

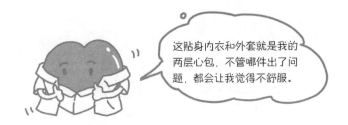

这贴身内衣和外套就是我的两层心包，不管哪件出了问题，都会让我觉得不舒服。

当心包出现各种疾病时，都可能影响心脏的功能，这其中常见的就是"心包炎"。

心包炎是如何引起的

与心肌炎类似，心包炎也由感染因素（结核菌、细菌、病毒等）和非感染因素引起。常见的非感染因素有免疫系统疾病（如红斑狼疮）、肾病（如尿毒症）、代谢性疾病（如甲状腺功能减退）、肿瘤、物理损伤、化学药物刺激等。

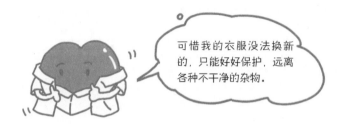

可惜我的衣服没法换新的，只能好好保护，远离各种不干净的杂物。

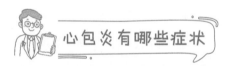

心包炎有哪些症状

心包存在炎症反应时，早期以心包炎为主，症状以发热、胸痛、心悸、咳嗽、乏力为主。

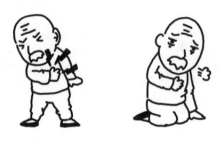

晚期可出现心包积液，大量积液压迫心脏，影响其收缩、舒张功能，出现呼吸困难、腹胀、水肿等症状，严重者可出现休克、猝死。

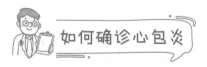

如何确诊心包炎

明确诊断之前，需要完善相关检查，包括心肌酶学指标、感染指标、免疫指标、心电图、胸片、心脏彩超等。如果存在大量心包积液，可采用心包穿刺技术，从心包腔中抽取部分积液，这样一方面可以减轻气促、水肿症状，另一方面可以针对积液进行更加细致的检查，以尽早明确病因。

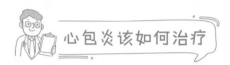

心包炎该如何治疗

心包炎的治疗，根据病情程度采取不同的措施。总的原则，是如同心肌炎一样，强调足够的卧床休息，以减少心脏的负荷；其次，针对导致心包炎的病因，采取抗结核、抗感染、抗病毒、免疫抑制等措施进行治疗。

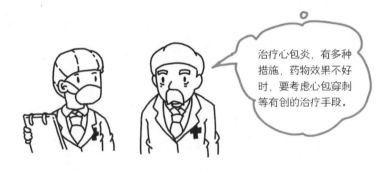

治疗心包炎，有多种措施，药物效果不好时，要考虑心包穿刺等有创的治疗手段。

存在发热、疼痛甚至心力衰竭症状时，需要对症进行退热、止痛、抗心衰治疗。随着病情的进展，出现大量心包积液时，还需要采取心包穿刺治疗。

少部分患者在早期没有接受规范治疗，或者是病情进展到晚期出现了心包钙化，发展成缩窄性心包炎，就好像"衣服"太紧，勒得心脏"喘不过气"来，这时可以考虑行外科心包切除术以减轻压迫。

得了心包炎会有后遗症吗

　　根据病因和病情，心包炎的治疗周期多为1～3个月。早期心包炎得到有效治疗后，大部分可痊愈，不遗留后遗症。如果心包炎是由肿瘤引起的，预后就不乐观。

　　如果早期没有进行及时有效的治疗，病情可能急剧进展，最终出现心力衰竭而死亡。若病情发展为缩窄性心包炎，可以采取心包切除术，术后也可以恢复良好，无特殊后遗症。

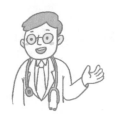

心力衰竭真的会要命吗

什么是心力衰竭

心力衰竭是指心脏的收缩、舒张功能严重下降，心脏无法完成正常的泵血，从而影响全身器官的供血、供氧，出现一系列全身症状。

引起心力衰竭的原因是什么

心脏疾病

心力衰竭是各种心脏疾病进展到晚期必然出现的后果，常见的病因有高血压病、冠心病、心肌梗死、心律失常、心脏瓣膜病等。

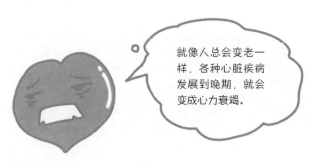

就像人总会变老一样，各种心脏疾病发展到晚期，就会变成心力衰竭。

长期存在以上疾病又没有接受规范治疗的患者，突然出现感染、劳累、寒冷、饱食等诱因时，可能导致心力衰竭急性发作。

不良生活习惯

长期的不良生活习惯，如熬夜、抽烟、酗酒等也可导致心力衰竭的发生。

年龄因素

心力衰竭一般呈慢性进程，多见于老年人，也可见于部分急性起病或者本身有心脏病的青中年人。

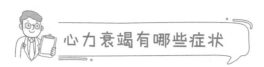

心力衰竭有哪些症状

典型的心力衰竭症状，早期以咳嗽、气短、乏力、下肢水肿为表现，晚期或急性期可出现呼吸困难、咳血、尿少、周身水肿、腹胀、纳差、恶心呕吐等表现。

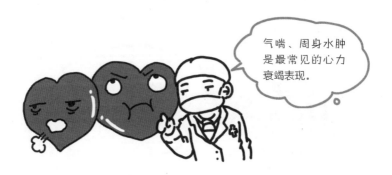

气喘、周身水肿是最常见的心力衰竭表现。

心力衰竭症状具有全身性，伴有多个器官功能异常，而不仅仅以心脏功能受损为表现。

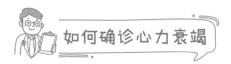

如何确诊心力衰竭

当本身存在引起心力衰竭的病因，而又出现以上症状时，需要高度怀疑患心力衰竭的可能，及时到心内科或急诊科就诊。完善心电图、心脏彩超、胸片、心肌酶学等检查，必要时还要完善冠状动脉造影、心脏磁共振等相关检查，以明确病因，采取积极的治疗措施。

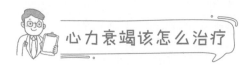

心力衰竭该怎么治疗

针对心力衰竭急性期的治疗，以利尿、扩血管、强心为主，治疗的目的都是以减轻心脏负荷为根本，逐渐恢复心脏的收缩、舒张功能，使其达到一种稳定的状态，并长期保持下去。针对心

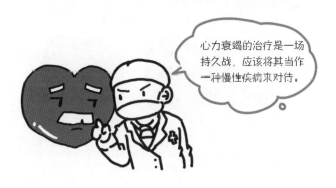

心力衰竭的治疗是一场持久战，应该将其当作一种慢性疾病来对待。

力衰竭慢性缓解期的治疗，主要以控制病因为主，控制血压、血糖，减少心肌缺血，避免感冒或感染等。

心力衰竭患者需要在医生的指导下采取科学的运动方式，减少体力和情绪等方面的刺激，以减轻心脏的负荷。

心力衰竭治疗后会反复吗

心力衰竭的预后一般，如果病情控制得当，可以长期维持在一种相对平衡的状态。当出现感染、劳累等诱因时，病情可能出现反复，经过积极治疗后可重新达到稳态。

随着年龄的增长和慢性病程的延长，大部分的心力衰竭是在缓慢进展，心力衰竭的出现一般都是预后不佳的征兆。因此，我们要在发展到心力衰竭之前，做好预防措施，包括控制血压、血糖，保证良好的作息和生活习惯，戒烟戒酒，等等。

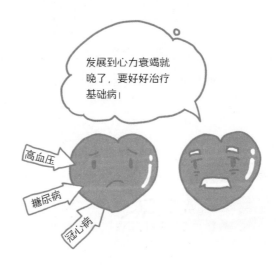

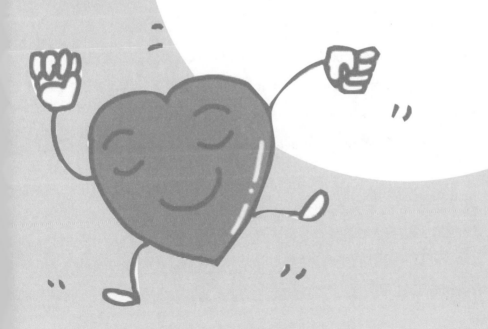

突发心脏病的救护

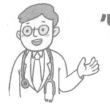

心脏突然停止跳动该怎么办

心脏停搏也就是心脏停止跳动，是由各种原因导致的心脏突然不收缩或无效收缩，以致体循环衰竭、大动脉搏动消失、意识丧失、呼吸快而表浅并迅速转为停止、心电图表现为室颤或停搏的状态。

心脏一旦停止跳动，就不能向外泵出富有营养的鲜血，而短暂的缺血就会对大脑造成巨大的危害。若脑血流突然中断，3秒会头晕，10秒就昏厥，30秒瞳孔散大，30~60秒呼吸停止，4分钟糖无氧代谢停止，5分钟供给脑细胞活动所需要的能量物质枯竭，6分钟脑细胞出现不可逆的损伤。

心脏停止跳动1分钟、4分钟、6分钟、8分钟和10分钟，抢救的成功率分别为90%、60%、40%、20%和0。

时间就是生命，所以当心脏停止跳动时，最重要的急救手段就是心肺复苏，心肺复苏开始得越早，获救的概率就越高。

心脏突然停止跳动，要掌握以下施救步骤。

正确识别心脏停搏

如果身边有人心脏停搏，要记得用力呼叫，大声呼喊"你还好吗？"，并用力拍打。也许心脏只是打了个盹，用力呼叫或拍打就惊醒了。

如果心脏真的停止跳动了，呼叫、拍打是没用的，此时肺脏也可能不工作了，呼吸也就没有了，这时候应立即开始初级心肺复苏。

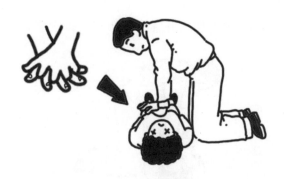

🫙 呼救

当心脏停止跳动时，应立刻拨打"120"，请求紧急抢救。

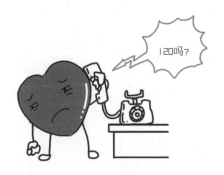

🫙 初级心肺复苏

在急救人员赶到之前，可进行初级心肺复苏，即基础的生命活动支持，一旦确定心搏骤停，应立即进行。

初级心肺复苏的主要措施包括三个：胸外心脏按压、开通气道、人工呼吸。

① 胸外心脏按压

胸外心脏按压时一定要有节奏，要有力度，但不能使蛮力，不然可能会损伤心脏，甚至造成肋骨骨折、心包积血、心脏压塞、气胸、血胸、肺挫伤、肝脾撕裂伤和脂肪栓塞等。

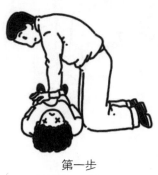

第一步
胸外心脏按压

② 开通气道

当心脏停搏时，肺脏也停止工作。人体常常会因舌后坠而造成气道堵塞。这时候需要紧急开通气体道路，让肺脏与外界相通。

具体做法是将患者置于平躺的仰卧位，这时施救者要跪在患者身体的一侧，一手按住其额头向下压，另一手托起其下巴向上抬，标准是下颌与耳垂的连线垂直于地平线，这样就说明气道已经被打开了。

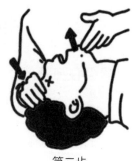

第二步
开通气道

③ 人工呼吸

气道开通后，就要开始吹气了，它分为口对口人工呼吸和口对鼻人工呼吸两种方式。

（1）口对口人工呼吸。患者取仰卧位，施救者一手放在患者的前额，并用拇指和食指捏住患者的鼻孔，另一手握住颌部使头尽量后仰，保持气道开放状态；然后深吸一口气，张开口以封闭患者的嘴周围（婴幼儿可连同鼻一块包住），向患者口内连续吹气2次，每次吹气时间为1～1.5秒，吹气量为500毫升左右，直到胸廓抬起，停止吹气；松开贴紧患者的嘴，并放松捏住鼻孔的手，将脸转向一旁，用耳听是否有气流呼出，再深吸一口新鲜空气为第二次吹气做准备，当患者呼气完毕时，即开始下一次同样的吹气。

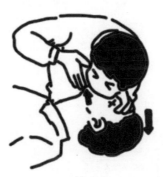

第三步
口对口人工呼吸

简单点记
一手按额头，二指捏鼻孔，一手抬下颌，包嘴吹2次，松开听呼吸，循环有奇功。

（2）口对鼻人工呼吸。当患者有口腔外伤或其他原因致口腔不能打开时，可采用口对鼻人工呼吸。其操作方法：首先开放患者的气道，头后仰，用手托住患者的下颌，使其口闭住；然后深吸一口气，用口包住患者的鼻部，用力向患者的鼻孔内吹气，直到胸廓抬起，吹气后将患者的口部张开，让气体呼出。如吹气有效，则可见到患者的胸部随吹气而起伏，并能感觉到有气流呼出。

口对鼻人工呼吸只需用口将患者的鼻子包住，同时不要让患者的嘴巴漏气，重复上面的吸气、吹气动作就可以了。

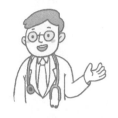

胸外按压你做对了吗

如果发现突然倒地的人已经没有心跳或脉搏，则需进行胸外心脏按压。掌握正确的胸外按压方法才可以为救援赢得时间。

施救者先要找到按压的部位。沿着最下缘的两侧肋骨从下往身体中间摸到交接点即剑突，剑突向上两横指的位置，也就是胸骨的中下三分之一交界线处就是按压点（简单的定位方法是两乳头连线的中间）。

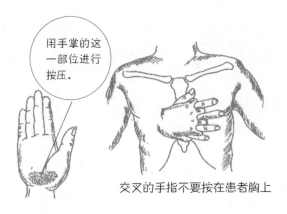

用手掌的这一部位进行按压。

交叉的手指不要按在患者胸上

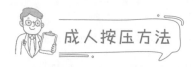

成人按压方法

施救者以一手叠放于另一手手背，十指交叉（把两手的手指扣在一起，容易用力；放在下面的手，手指向上翘一点，以免戳伤胸部）。将掌根置于刚才找到的位置，依靠上半身的力量垂直向下压，胸骨的下陷距离为4~5厘米，双手臂必须伸直，不能弯曲，压下后迅速抬起，频率控制在每分钟80~100次。

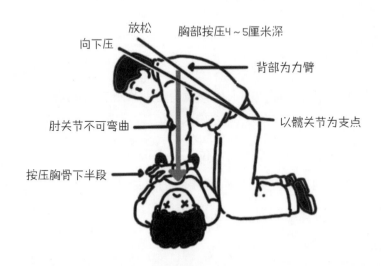

放松
向下压
胸部按压4~5厘米深
背部为力臂
肘关节不可弯曲
以髋关节为支点
按压胸骨下半段

注意事项

必须控制力道，不可太过用劲，因为力道太大容易引起肋骨骨折，从而造成肋骨刺破心、肺、肝、脾等重要脏器。老人的骨质本身就脆，更要加倍注意。

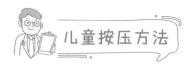

儿童按压方法

儿童心脏按压的部位与成人相同，根据患者身材调节按压的力量，可用一只手按压，也可以用两只手按压，一只手时用手掌掌根，用两只手按压时方法和成人相同。按压的深度与成人不同，一般是胸部厚度的1/3~1/2，以每分钟100次的频率按压30次，配合进行2次人工呼吸。

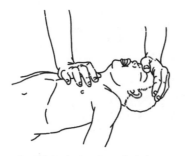
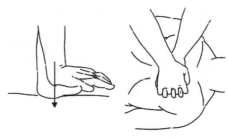

单手按压法（适用于儿童）　　　　双手按压法（适用于儿童和成人）

 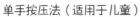

婴幼儿按压方法

　　婴幼儿心脏按压部位在两个乳头连线的中间位置，按压方法有两种：第一种是双指按压法，即用中指和无名指从正上方垂直往下按，按压的深度为胸部厚度的1/3～1/2；另一种是双手环抱拇指按压法，将双手的拇指放在胸骨按压点，其余四指托住婴幼儿后背，双拇指同时用力垂直按压，按压深度同前。

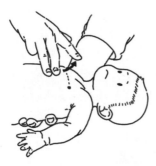
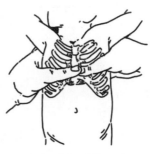

双指按压法（用于新生儿和婴儿）　　双手环抱拇指按压法
　　　　　　　　　　　　　　　　　（用于新生儿和婴儿）

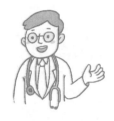

如何使用自动体外除颤器

　　自动体外除颤器（automated external defibrillator，AED）主要用于心搏骤停者的早期除颤，可帮助患者恢复心脏跳动，有"救命神器"之称。它通过放置于胸部的两个电极使一较强较短的电刺激通过心脏，使心室颤动（一种致死性的心律失常类型，此时心脏不能泵出血液，等同于心跳停止）终止，心脏恢复正常搏动。

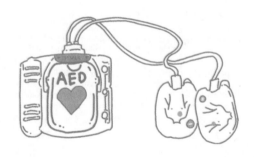

　　AED很小巧，既便于携带又容易操作，能自动识别心电图提示进行除颤，非专业人员也可以操作。

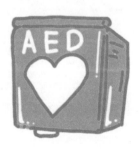

在地铁站、火车站等公共场合，我们需要留意一下是否有"AED"三个大字的标志，并记住它的存放位置，关键时刻可以救命。

到底如何使用自动体外除颤器呢？方法如下。

① 放置除颤电极

开机后，右电极片放在患者右锁骨下方，左电极片放在与乳头齐平的左胸下外侧部。具体位置，可以参考电极片上的说明。

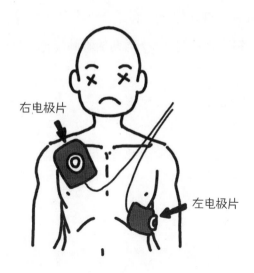

右电极片

左电极片

② 开始操作

电极片放好位置后，请旁人离开，确保无人接触患者，自动体外除颤器开始分析心律。

分析完毕后，自动体外除颤器将会发出是否进行除颤的建议，当需要除颤时，不要与患者接触，同时告诉其他人远离患者，由操作者按下"放电"键除颤。

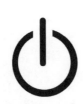

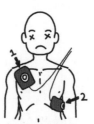

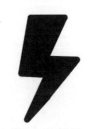

按下绿色开关键
启动设备电源，
激活视听指示

按机器指引将
除颤电极片贴
于患者胸部

如果AED分析后
建议电击，按下
橙色"放电"键

除颤结束后，自动体外除颤器会再次分析心律，如未恢复有效灌注心律，操作者应进行5个周期的心肺复苏。

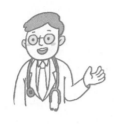

心脏病的急救药有哪些

心脏病急救药盒亦称保健药盒，装有主要用于预防或治疗冠心病心绞痛发作及心肌梗死的药物。冠心病患者常用的急救药主要有硝酸甘油片、硝苯地平片等。

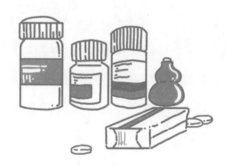

硝酸甘油片

硝酸甘油片能迅速扩张冠状动脉，可预防和缓解心绞痛发作及心肌梗死。

当心绞痛发作时，可于舌下含服1片（0.5毫克），2～5分钟即可发挥止痛效果，其效力可维持15～30分钟。如药片含化5分钟无效，可再含1片。有时，为使其更快发挥效果，可将药片嚼碎。

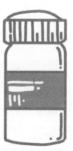

硝酸甘油片

胸痛明显者，将1片硝酸甘油片含在舌下，躺在床上，休息15分钟，可使症状缓解。

有人用药后出现头胀、头痛、热感、跳动感及舌下烧灼感，为避免出现以上副作用，可采取坐着或躺着的姿势含药。初次用药可含半片，当心绞痛已缓解或副作用明显时，可将剩余药片吐出。

另外需要注意的是，硝酸甘油片遇热、受潮、暴露于阳光下或存放过久，药效将消失，故保存时应避光、避热、防潮。同时，要每半年至1年更换1次药物，以保持药效。

硝苯地平片（心痛定）

如果血压达到200/120毫米汞柱（1毫米汞柱≈133帕），伴随头晕且距离医院较远时，可以使用硝苯地平片救急。

硝苯地平片是扩血管药，用于治疗心绞痛和高血压。每片10毫克，可舌下含服或口服，5~10分钟可使心绞痛缓解或使血压下降，药效可持续5~6小时。

有的人使用硝苯地平片后可能出现脸红、头痛和心跳感，可自行缓解，一般无须处理。

琥珀酸美托洛尔缓释片/酒石酸美托洛尔片

琥珀酸美托洛尔缓释片/酒石酸美托洛尔片可减慢心率、降低血压，用于治疗心动过速、早搏和高血压病等症。但是有支气管哮喘、心跳缓慢（每分钟不足50次）或心功能不好的患者不能使用。

麝香保心丸

麝香保心丸是中成药制剂，具有芳香温通、益气强心之功效。用于缓解气滞血瘀（爱叹息或着急、易怒，舌偏暗或有瘀斑、瘀点）所致的胸痹，其表现为心前区疼痛、固定不移；也可以用于缓解心肌缺血所致的心绞痛、心肌梗死，其表现为心前区疼痛。一般每次服用1~2粒，一天3次；或者症状发作时服用。

速效救心丸

速效救心丸也是中成药制剂，具有行气活血、祛瘀止痛的功效，能增加冠状动脉血流量，缓解心绞痛。当胸闷或胸痛等心绞痛症状发作时，含服，一次4~6粒，一天3次；急性发作时，一次10~15粒。速效救心丸需舌下含服，口服起效较慢。

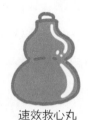

速效救心丸

复方丹参滴丸

复方丹参滴丸也是我们平时常见的中成药制剂，与速效救心丸类似，具有活血化瘀、理气止痛之功效。主治气滞血瘀所致的胸痹，其表现为胸闷、心前区刺痛；也可以用于治疗冠心病心绞痛见上述证候者。吞服或舌下含服，一次10粒，一天3次，4周为1个疗程；或遵医嘱服用。

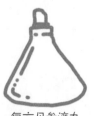

复方丹参滴丸

特别需要注意的是，使用心脏病急救药者，最好提前咨询一下医生，充分了解自己的病情，不可滥用。

如果在心绞痛发作时已经用了3~4次扩血管药，但是疼痛仍未缓解，应及时就医，以免贻误病情。

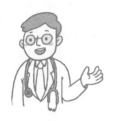

心脏病发作如何处理

　　心脏病的发生是不分时间和地点的，有时没有明显的预兆，发病急、病情重、危及生命是心脏病发作的特点，而心脏病发作当下的应急处理，不论技术如何，都可以不同程度地改善患者的预后，可以有效地挽回患者的生命。当心脏病发作时，应该如何应急处理呢？主要分下面4步。

识别

　　心脏病发作时的症状是大同小异的，一般表现为胸闷、胸痛、心悸、眩晕、大汗淋漓、乏力、呼吸困难、恶心呕吐、嘴唇发绀，甚至晕厥。如果患者出现以上部分症状，就应该考虑是否心脏病急性发作，若是，则需要及时到医院处理。

呼救

　　发现心脏病突发情况，第一时间拨打"120"呼救，大声呼救并请求周围的人协助抢救。

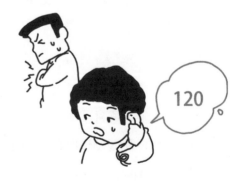

应急处理

　　立即判断患者的生命体征，检查神志、呼吸、大动脉搏动。若患者没有昏迷，呼吸、脉搏存在，应安抚患者，让患者保持镇静，有条件时将患者转移至安全、通风、凉爽的区域，让患者保持平卧位或半卧位休息；如果患者昏迷了，应解开患者脖子、胸部和腰上紧束的衣服，使其处于有利于呼吸的状态，并反复检查脉搏、呼吸，一旦确定脉搏、呼吸停止，马上进行心肺复苏，必要时使用现场的简易除颤器。

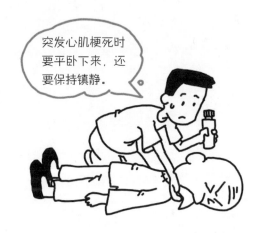

监测

　　密切关注患者的神志、呼吸、脉搏、四肢温度，尽量让患者处于镇静状态，静候急救车到来。待急救人员到来之后，如实回答医务人员的询问，协助转运患者至就近医院进一步治疗。

养护心脏知多点

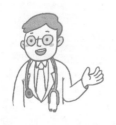

如何预防心源性猝死

猝死分为心源性猝死与非心源性猝死，其中心源性猝死约占75%，而90%的心源性猝死均由急性心肌梗死所致。

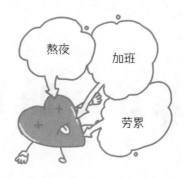

所以有心血管疾病的患者一定要注意日常的预防工作，没有心血管疾病的人也不能肆意妄为，不然也会有猝死的风险。心脏看似坚强、强健，一旦发病，就可能是致命的。那么我们应该如何预防呢？

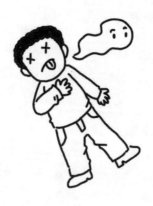

养成良好的生活习惯

①　戒烟、限酒

心脏一点儿都不喜欢烟，烟对心脏一点儿好处都没有。少量饮酒可以消除心脏的疲劳和紧张，但酗酒则会让心脏的肌肉变样，还会扰乱心脏的信号传导，导致心脏病的发生。

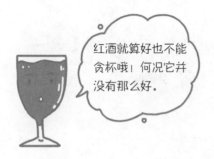

红酒就算好也不能贪杯哦！何况它并没有那么好。

②　平衡饮食

平衡的饮食能够为身体提供充沛的营养，也能够减少潜在的疾病。所谓平衡饮食，是指饮食中的营养素，包括蛋白质、脂肪、糖类、无机盐和维生素等，种类齐全，数量充足，比例恰当。

③　防止肥胖

过胖会引发身体的各种问题，其中之一是高血脂，它会使心脏的血管变得像烟囱一样，脏兮兮的油脂会贴在管壁上，时间久了还可能破裂而堵住血管，导致血流不畅，心肌梗死就是这样发生的。所以，将体重控制在合理的范围，防止过胖，有利于心脏健康。

④ 适当运动

适当进行有氧运动，既可以增强心肺功能，还可以愉悦身心。

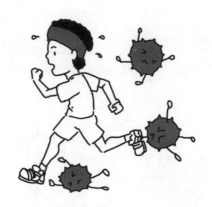

避免精神过度紧张

紧张、焦虑、生气会使交感神经兴奋，从而导致血压升高、心率加快，诱发心肌缺血，或者影响窦房结正常的信号传导，导致心律失常。

养成及时就医的习惯

"不适随诊"，尤其是在冬季或季节交替时，因为此时心脏的抗病能力低下。如果这时候出现胸闷或胸痛发作次数增多、程度加重、持续时间延长，就应引起足够的重视，立即就医。

定期体检

无论你是心脏病患者还是自认为身体健康的人，都应定期体检，因为心脏也是需要保养的。

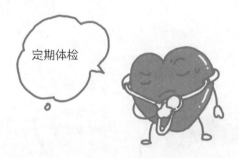

这样做的目的是尽早发现潜在疾病，早发现，早治疗，早康复。

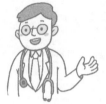

预防心脏病，你吃对了吗

"吃"是与人俱生、与人并存的。"吃"是人们维持生命的头等大事。

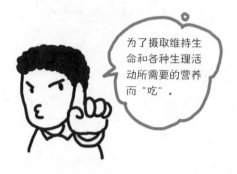

为了摄取维持生命和各种生理活动所需要的营养而"吃"。

平时生活中，我们会通过吃蔬菜、水果、谷物、牛奶、鱼肉、猪肉等补充身体所需要的各种营养。

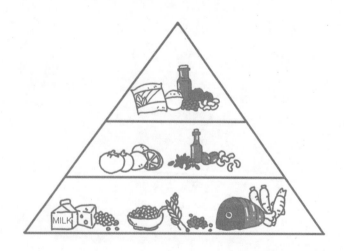

随着我国经济的发展，人们
的生活水平有了大大的提高。
近年来，却出现了过去很少有
的营养性疾病，如肥胖症、糖
尿病、高血压病、高脂血症和
冠心病等，这些"富贵病"也有

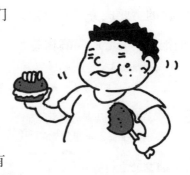

人称为现代"文明病"，已成为危害人类健康的"头号杀手"。

膳食能养身治病，亦能伤身致病。因此我们应当养成良好的
饮食习惯，讲究健康膳食，食物相宜，烹调得法。

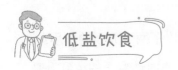

🧴 为什么要少吃盐

盐吃多了，心脏会得病。一个人一天吃的盐不宜超过6克，
高盐饮食会导致身体出现系统性损害，也会损害血管、心脏等。

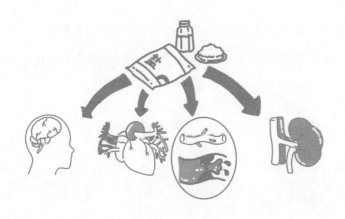

盐的主要成分是氯化钠，它主要由钠离子和氯离子构成，其中的钠离子与心脏疾病相关。

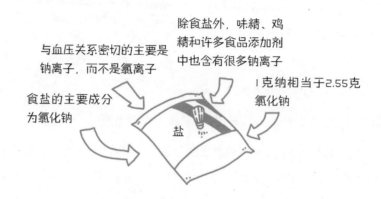

与血压关系密切的主要是钠离子，而不是氯离子

除食盐外，味精、鸡精和许多食品添加剂中也含有很多钠离子

食盐的主要成分为氯化钠

1克纳相当于2.55克氯化钠

盐

盐是怎么导致心血管疾病的

盐导致心血管疾病的发生主要通过以下两个方面的作用：

第一，当摄食过多的含盐食物时，体内钠离子的浓度升高，身体为了保证一定的钠离子浓度，就需要增加体内的水分。增加了水分，心脏就需要输送更多的血液，大量的血液输送增加了血管的压力，渐渐地就导致高血压病、动脉粥样硬化等心血管疾病的产生。

第二，血液中钠离子增加会进一步刺激交感神经，导致血管收缩。血管收缩后，更多的钠离子进入血管壁的细胞内，导致血管壁出现水肿，血管就逐渐变狭窄了。

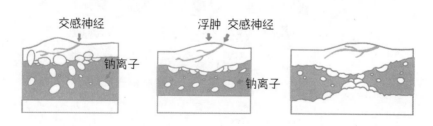

交感神经　钠离子　浮肿　交感神经　钠离子

🧂 日常生活中注意控制盐的摄入

要想合理控制盐的摄入量，首先要知道盐藏在哪里。

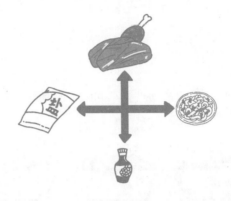

很多加工食物中都含盐。目前市面上的加工食物如咸菜、鱼丸、肉丸、火腿等含盐量会较高，需要特别注意。

	部分食物或佐料中的钠盐含量		
咸面包	单位：100克	含盐量：1.3克
大饼	单位：100克	含盐量：1.5克
熟肉及肉制品	单位：100克	含盐量：2.5克
咸鸭蛋	单位：个	含盐量：3.5克
方便面	单位：包	含盐量：5.0克
酱油	单位：10毫升	含盐量：1.5克
豆瓣酱	单位：10克	含盐量：1.5克
腌咸菜	单位：10克	含盐量：1.7克

预防疾病，必须低盐饮食。但是，低盐饮食需要分时间和阶段，在控盐时，循序渐进最重要。

控盐小妙招

① 咸淡搭配

做菜时，可以有一道咸淡适宜的菜，其他的菜无盐或少盐。

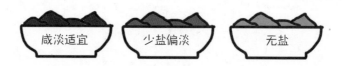

咸淡适宜　　少盐偏淡　　无盐

② 增加调味

尝试增加醋、柠檬汁、胡椒粉、辣椒、橄榄油来调整口味。

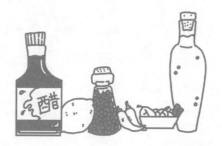

③ 享受原味

食用本身就有香味的食物，如芹菜、胡萝卜、芝麻、花生、香菇等。

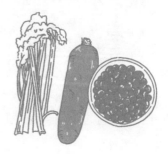

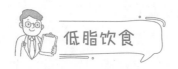

低脂饮食

胆固醇异常是引发心脏病的危险因素。人体内的胆固醇既不能太少，也不能过多，胆固醇对人体既有功又有过，有人称其"功过各半"。

胆固醇主要来源于脂肪，脂肪又分为饱和脂肪酸和不饱和脂肪酸。食用过多的饱和脂肪酸会导致血液中的胆固醇和中性脂肪增加，而不饱和脂肪酸则对身体有益。

常吃的肉类食物含脂肪酸情况

四条腿的动物：猪、牛、羊等畜肉，蛋白质含量较高，但脂肪以饱和脂肪酸为主。

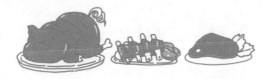

两条腿的动物：鸡、鸭、鹅等禽类，饱和脂肪酸和不饱和脂肪酸都具备。

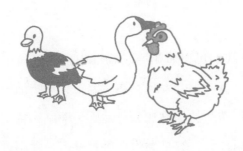

没有腿的动物：鱼类、虾类含不饱和脂肪酸较多。

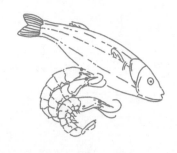

🧴 动物油及植物油中脂肪酸的含量

植物脂肪主要来自植物油。动物油及植物油中脂肪酸的含量见表1。

表1　动物油及植物油中脂肪酸的含量

食物	饱和脂肪酸/%	单不饱和脂肪酸/%	多不饱和脂肪酸/%
猪油	43.2	47.9	8.9
牛油	61.8	34.0	4.2
羊油	57.3	36.1	6.6
豆油	15.9	24.7	59.4
花生油	18.5	40.0	41.5
玉米油	15.4	30.0	54.6
橄榄油	13.8	75.1	11.1
茶籽油	9.9	79.9	10.2
棕榈油	43.4	44.4	12.2
椰子油	92.0	6.5	1.5

从表1中，我们可以看出，动物油中含有较高比例的饱和脂肪酸。我们在烹饪时也会发现，在室温下，动物油呈固态，而含有大量不饱和脂肪酸的植物油和鱼油则呈液态，特别是鱼油。饱和脂肪酸的黏附性大，容易黏附在血管壁上，食用过多会进一步

沉积在血管中，导致血管变窄。

现在，人们食用饱和脂肪酸大多过量，因此，有意识地减少饱和脂肪酸摄入是有必要的，也就是少吃猪肉、牛肉、鸡肉等，多吃点鱼肉。

专家建议：在每日的膳食中，脂肪的食用量不超过总热量的25%，胆固醇的食用量不超过300毫克。

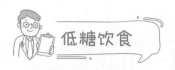

甜食虽然能给我们提供生活动力，但心脏却不喜欢。糖吃多了，作为水泵的心脏会"发福"，身上的血管会变脆、堵塞，从而出现心绞痛、心肌梗死等症状，甚至血管爆裂。这种情况在糖尿病人群中很普遍。

① 为什么要低糖饮食

高血糖是导致心脏生病的元凶之一，且属于"沉默的杀手"，它可以慢慢影响心脏的结构和功能，且影响更严重、更广泛。

② 控糖小妙招

虽然糖心的苹果很好吃，但是心脏的"糖心病"却不好治，把它消灭在萌芽状态是最佳的防治策略。要注意做到以下几点：

（1）防微杜渐。管住嘴，迈开腿，按时睡觉，定期检查是关键。

（2）服用药物。除了防微杜渐，对付"糖心病"，心脏还需要一点点"生化武器"。可以在医生的建议和指导下服用降糖药。

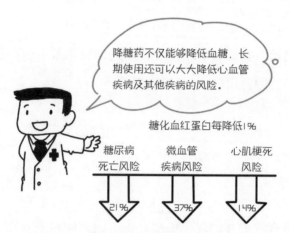

（3）定期监测血糖。关注血糖的变化，正常人空腹血糖值应该低于6.1毫摩/升，餐后2小时血糖值低于7.8毫摩/升，超过这个范围就有可能是糖尿病或者糖尿病前期。空腹血糖在6.1～7.0毫摩/升之间属于糖尿病前期，超过7.0毫摩/升属于糖尿病；餐后2小时血糖在7.8～11.1毫摩/升也属于糖尿病前期，超过11.1毫摩/升且排除了其他干扰因素后考虑是糖尿病。

长期的高血糖会引起严重的并发症，危害心脏、肾脏等。如果血糖水平超过正常范围，就要去正规的医院做明确诊断，确定下一步治疗方案，避免糖尿病急慢性并发症的发生和发展，保护身体健康，提高生活质量。

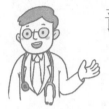

预防心脏病，还要防治高血压病

高血压病是危害心脏的"隐形杀手"。全世界每年有1200万人死于跟高血压病有关的疾病，每100个冠心病患者中有50~70人患有高血压病。

长期血压升高会导致左心室逐渐变得肥厚。心肌肥厚会引起和加重心肌缺血，同时发生心绞痛、心肌梗死、心律失常的风险是正常者的2~4倍。

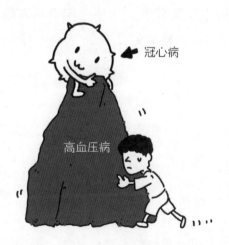

一旦患上高血压病，冠心病往往就跟着来了！冠心病的发病率和死亡率均随血压水平升高而增加，血压突然升高时，可能使斑块破裂、脱落，形成血栓，导致心肌梗死甚至猝死。因而，血压高对心脏是一个危险信号，努力控制好血压可以减小心血管疾病的发生率。

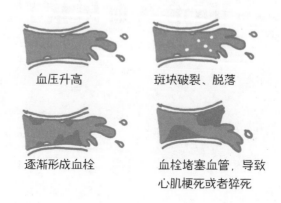

血压升高　　　　　　　斑块破裂、脱落

逐渐形成血栓　　　　　血栓堵塞血管，导致
　　　　　　　　　　　心肌梗死或者猝死

 高血压病的发病因素

高血压病好发于肥胖者、家族遗传者、高龄人群，以及熬夜、高钠饮食及过量酒精摄入者。

①年龄

高血压病的发生与年龄有明显的相关性，患病率随年龄增长而上升。

②钠盐摄入过多

钠盐摄入过多可导致血管平滑肌肿胀，管腔变细，外周血管阻力增加，同时血容量增加，加重心脏负荷和肾负担，进一步引起肾排钠障碍，容量负荷增加，导致血压升高。有研究表明，膳食钠盐摄入量平均每天增加2克，收缩压和舒张压分别增高20毫米汞柱和12毫米汞柱。

③ 饮酒

　　长期大量饮酒是引发高血压病的危险因素之一。常饮酒者高血压病的患病率明显高于不饮或偶尔饮酒者，饮酒量越多，高血压病的患病率就越高。

④ 吸烟

　　既往多项研究证实吸烟是诱发高血压病的危险因素之一，与不吸烟者相比较，吸烟者患高血压病的风险增加1～2倍。

⑤ 其他因素

　　低钾饮食、糖尿病、高血脂等都可以诱发高血压病。

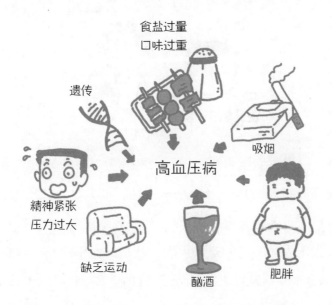

高血压病的诊断标准

在未用降压药的情况下，非同一天3次测量，收缩压超过140毫米汞柱和/或舒张压超过90毫米汞柱，可诊断为高血压病。

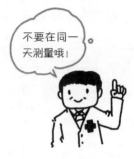

不要在同一天测量哦！

如果以前有高血压病史，目前正在服用降压药，收缩压和舒张压分别低于140毫米汞柱和90毫米汞柱，也应诊断为高血压病。

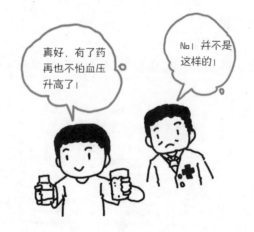

血压根据收缩压和舒张压的水平分为不同的等级，如表2所示：比如收缩压为140~159毫米汞柱，或者是舒张压为90~99毫米汞柱，也就是高血压病1级；如果收缩压为160~179毫米汞柱，舒张压为100~109毫米汞柱，就是高血压病2级；如果收缩压在180毫米汞柱及以上，舒张压在110毫米汞柱及以上，那就是高血压病3级。级别越高，对身体的损害和危险性就越大。

表2 高血压病分级

级别	收缩压/毫米汞柱	舒张压/毫米汞柱
高血压病1级（轻度）	140～159	90～99
高血压病2级（中度）	160～179	100～109
高血压病3级（重度）	≥180	≥110
单纯收缩期高血压	≥140	＜90

 高血压病患者如何降低发生心脏病的风险

（1）减轻体重：体重指数（BMI）控制在25千克/米²以下。体重降低对缓解胰岛素抵抗、糖尿病、高脂血症和左心室肥厚均有益。

（2）减少钠盐摄入：每人每天摄入量不超过6克。

（3）适量运动：每周5～7次，每次持续30分钟。

（4）合理膳食，减少脂肪摄入：营养均衡，控制总热量。

（5）控制饮酒：每人每天摄入乙醇不超过50克。

（6）保持心态平衡。

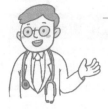

一起来学中医四季养心法

春季

"春三月，此谓发陈。"中医认为，春季五行属木，对应的人体器官是肝脏。经过严寒冬季的潜藏，春天万物开始复苏、生发。因此，春气应与肝脏之气相应，春季养心，要顺应自然生发之气，保持伸展、向外、向上的状态，使人气机舒畅，周身气血流通。

春天万物生长，人也要顺应自然生发之气哦！

🍶 饮食宜忌

春季饮食要适时、适量、适度，切忌暴饮暴食或饥饱失常，不宜进食过多辛辣之物，建议口味以"多甘少酸"为主。唐代著名医学家孙思邈在《备急千金要方》中指出，春天饮食应"省酸增甘，以养脾气"，意思是春天要少吃酸味的食品，多吃甘味的食品，以补益人体的脾胃之气。

这里的甘和酸，指的是中医所说的食物五味中的甘和酸，而不是现代人理解的甜味、酸味食物。日常生活中常见的"甘味"食物有山药、龙眼肉、大枣、小米、胡萝卜等。

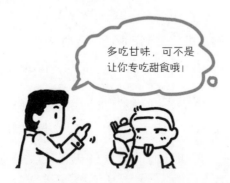

除此以外，"青"色入肝，对应春天之气，因此可以多吃青（绿）色的蔬菜。部分地区（如南方）春季多雨潮湿，可以适时进食扁豆、薏苡仁、车前草、藿香、紫苏叶等祛湿食物。

起居养生

中医认为，春为阳令，春气以生发、条达为主。所以春季养心，要发挥其伸展、向上、向外的特性。

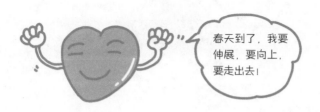

睡眠方面，要早睡早起，每晚11点至凌晨3点是肝经循行时间，应该争取在晚上11点前入睡，保证睡眠时间和质量。早晨应于7点前起床，不宜赖床，起床后可适当伸展筋骨。老年人建议

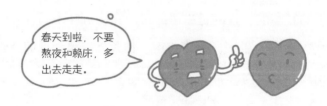

起床动作要缓慢，可养神5分钟后再活动。

　　春季的早晨，阳气升发，此时可以到户外享受阳光的沐浴，选择打太极拳、健步走等运动方式，注意多动少坐。运动的时间，建议以白天为主，因为春季是冷暖交替的季节，天气多变，应在天气温暖、风和日丽的时候外出运动，若遇大风、大雨天气，建议居家活动，减少外出。

　　另外，因为天气多变，虽然冬季已过，但寒气还盛，人体此时阳气开始升发，肌肤毛孔张开，抵抗力下降，对寒邪的抵抗能力有所减弱，特别容易损伤阳气，古人说的"春捂"强调的就是春季的防寒保暖，包括室暖、身暖、脚暖、头暖、背暖等。

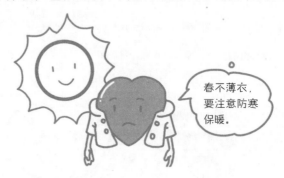

情绪调节

　　肝为风木之脏，如果春季违逆了肝脏的生发、条达之性，就会产生肝郁、肝风、肝火等变证，不仅影响人体的情绪，而且会损伤"肝藏血"的功能，从而损伤人体的正气，可谓"伤身又伤心"。因此，春季养心之道在于用心、放心、清心。

（1）用心：指春季人的注意力容易分散，这时应该多动脑思考，适当阅读书报刊物、下棋听音乐，经常保持头脑灵活、思维活跃。

（2）放心：指的是放开心事，避免为工作、生活中的事牵肠挂肚，特别是老年人，不要为儿孙事过分操劳，以免"肝气郁结"。

（3）清心：指清心寡欲，中医注重七情，大怒伤肝，思则气结，气血逆乱则变生百病。现代社会竞争激烈，人有太多的私心杂念，如洋房小车、美食华服，但在春天，尽量做到"精神内守"，才能百病不侵。

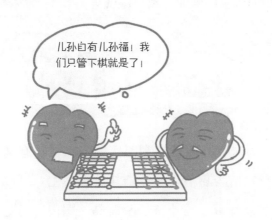

"夏三月，此谓蕃秀。"夏季五行属火，对应的人体器官是心脏。夏天阳热旺盛，万物繁茂。心主血脉，在液为汗。人体气

血走行于体表，气孔开张，因而出汗较多，人体此时也应顺应天地旺盛之势，注意以利暑祛湿为主。"夏气与心气相通"，夏季阳

心安则神清气爽

气旺于外，其养生之道在于养心，心安则血畅，血畅则神清气爽。

饮食宜忌

夏季饮食宜"清""苦"。

① "清"

夏季天热夹湿气，人们饮水多，同时贪凉，长时间待在空调房，很容易因水湿困脾而导致"湿气重"。

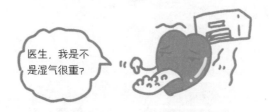

医生，我是不是湿气很重？

中医认为味甘、味淡可利湿，即淡味食物有利于渗湿，所以夏季饮食宜清淡易消化，以清热防暑为主。可以多吃些新鲜蔬果、粗粮、绿豆、赤小豆、豆制品、鸭肉、鱼虾、瘦肉、菌类，它们既能清热祛湿，又能补充足够的维生素、水和无机盐，满足人体的营养需求。

在夏季，尽量少吃肥甘、厚味、煎炸、辛辣之物，以免助火热之邪，导致口腔溃疡、便秘等；适当增加饮水量，促进气血运行，减少心脏疾病发生的风险。

② "苦"

夏季宜多吃些苦味食物。夏季旧称为"苦夏"，《黄帝内经》认为"苦入心"，多食苦有利于五脏六腑的"五行"运作，以达"正气充足，邪不可入"的目的。苦味食物中所含的生物碱具有消暑清热、促进血液循环、舒张血管等作用，可清热除躁、祛湿健脾、养心补血、平衡身体功能，可多吃苦瓜、苦菜、蒲公英、莲子（莲子心）等。这个时节的汤膳中也可以多加一些石斛、灵芝、猴头菇等苦味食物，能养心安神。

虽然有点苦，但是对我有好处，吃完还解渴。

如果暑热过剩，出汗过多，损伤心气，导致胸闷、心悸等不适，可服用"生脉饮"，即用人参补养心气、麦冬清心养阴、五味子固摄心气，以益气养心、生津止渴。亦可用黄芪、生石膏为方，黄芪补气升阳，生石膏清热解暑生津，以补气清暑、养阴生津。

起居养生

① 晚睡早起，保证充足睡眠

夏季应"夜卧早起"，这是因为夏季昼长夜短，日常起居也应该顺应天地的这一变化，每天早点起床，晚些入睡。为了保证充足的睡眠，每天中午最好能小憩一会儿，以弥补晚上缺失的睡眠。

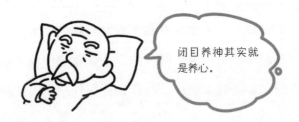

闭目养神其实就是养心。

② 切莫贪凉，抵御寒邪

《黄帝内经》说"春夏养阳"，夏季为人体阳气旺盛之际，此时人体应该以发散、利暑、祛湿为主，多喝水，适当地出汗，以排出体内的寒邪毒物。切不可过于贪图凉快，否则会使毛孔闭塞，汗液排出不畅，暑热郁闭不得外泄，轻则感冒不适，重则暑热内迫心包，致神昏谵语，变证多端。

夏天空调温度最好保持在26～28℃，以不热为度，并且不要长时间待在空调房中。

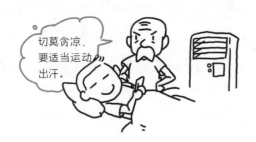

切莫贪凉，要适当运动出汗。

③ 和缓运动，益气养阳

夏季是热烈奔放的季节，在阳光中舒展身体，可获取充足的阳气。适当的运动能促进排汗，有利于体内的代谢废物随汗液排出体外，可以选择散步、太极拳、八段锦、广播体操等比较和缓的运动，避免大汗淋漓而伤阴伤阳，违背"春夏养阳"的养生原则。运动后还要注意补充水分，并注意防晒，以防中暑。

情绪调节

《黄帝内经》讲："心者，君主之官也，神明出焉……故主明则下安……主不明则十二官危。"意思是说，如果心里不平静，人体所有的脏腑就会陷入危险之中。

《摄生消息论》提到："（夏）宜调息静心，常如冰雪在心，炎热亦于吾心少减，不可以热为热，更生热矣。"其大意是说，夏季应该调心养息，保持情绪平稳，如冰雪在心一般，不可情绪过激，过于浮躁，增加心气耗伤。平时可听悠扬的音乐、看优美的图画，或者参加钓鱼、品茶等静心养神的活动。

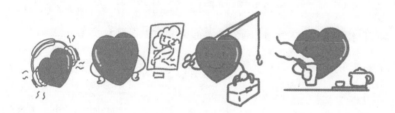

"秋三月，此谓容平"可以作为秋季养生的总则。秋季万物成熟而平定收敛，此时天高风急，地气清肃，湿气减少，天气变燥，树木因此枯黄落叶，应保持津液以养护自身，等待冬天的到来。

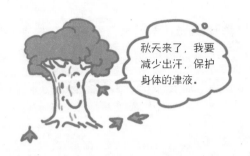

秋天来了，我要减少出汗，保护身体的津液。

人体也要将津精收敛，以养内脏，使意志安宁，神收气敛。秋季五行属"金"，对应的人体器官是肺，肺与心相邻，五行之中，木火刑金，金盛亦可侮心，如果秋季调养不慎，也可诱发心脏疾病。因此，秋季亦应"养心"。

饮食宜忌

肺藏气，主呼吸，通调水道，喜润恶燥。肺脏不喜欢燥气，因为它需要被滋润，但它又恰与燥气相通，因而更容易感受燥气，为其所伤。因此，秋季饮食以"滋润"为首要，除了直接喝水为身体补充水分之外，也可以吃些雪梨、冬瓜、黄瓜等水分含量高的食物，吃饭时可多喝汤，亦可选择银耳、莲藕、百合等炖汤服用。

在滋润的同时，要尽量避免食用辛辣干燥之物。秋季比较干燥，过量吃辣反而会加重体内的燥气，更容易上火。

在进补方面，要根据个人体质选择进补方式，而不是跟随潮流盲目进补。平素脾胃虚损之人，要慎吃阿胶；体虚之人，可气血双补；血虚之人，要多吃肝类、干龙眼肉；阴虚之人，则应该多吃鸭肉、牡蛎等有滋阴功效的食物。但总的而言，进补时以滋润为主，注意避免食用羊肉、肉桂、人参等温燥之品，以免内外燥气共同作用于人体,损伤人体阴津。

🧴 起居养生

中医认为,秋冬为阴令,秋时阴收,冬时阴藏。所以秋冬之季养生,注重阴之收藏及睡眠质量的提高,如此则事半功倍。建议晚上9点至11点休息,争取在子时(晚上11点至凌晨1点)入睡。因为子时是阳气弱、阴气盛之时,此时睡觉能养阴,睡眠质量也佳,往往能达到事半功倍的养生效果。正常人每天需要8小时左右的睡眠,体弱多病者应适当增加睡眠时长。

秋冬交接之际,天气转凉,亦要注意适时添加衣被,尤其是夜间睡觉时腰腹部位要盖被子,以防受凉。此外,早睡早起让人体与自然界的变化相适应,这样才合乎秋季养生之道。

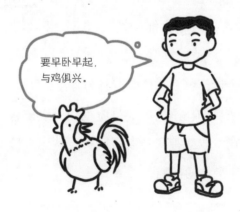

为了保持人体的均衡性,秋季应适当增加运动量,保持摄入与消耗的平衡。一般一周进行2~3次高强度锻炼,并加入瑜伽、健步走或负重训练等强度较低的项目。

运动的时间，建议选择白天，因为秋季近冬，特别是晚秋时分，天气转凉，早晚温差较大，容易导致邪气侵袭人体，不宜过早、过晚进行运动。

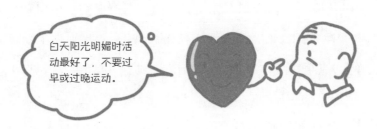

白天阳光明媚时活动最好了，不要过早或过晚运动。

情绪调节

"秋忌悲"，进入秋季之后，人体代谢与自然界一样进入阳消阴长的状态，慢慢地会看到许多萧条的情景，内心忧郁的情绪便会油然而生。长时间保持忧

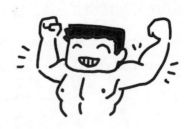

郁情绪，反而会损伤器官，影响身体健康。此时，精神调养切忌悲忧伤感，即使遇到伤感的事，也应主动予以排解，要做到内心宁静，心情舒畅，收敛神气，以帮助自己达到心境宁静的状态，减缓肃杀之气对身体的影响。

冬季

"冬三月，此谓闭藏。"冬季草木凋零，水寒成冰，大地龟裂，树木已成枯枝，许多动物也已入穴冬眠，不见阳光。人体

此时也应顺应天地闭藏之势，气血内敛，运行于内，将身体的阳气收藏起来。冬季五行属"水"，而心为君主之官，五行属"火"。五行之中，水火相克，冬季更易罹患心血管疾病，所以冬季更应"养心"。

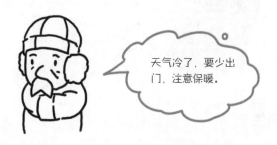

天气冷了，要少出门，注意保暖。

🍶 饮食宜忌

俗话说："冬令进补，春天打虎。"冬天是进补的大好时机。中医说"春夏养阳，秋冬养阴"，在冬季这个"藏"的季节，我们可顺势而为，适当地补养肾精。女性可服用一些补肾养血之品，如阿胶、当归、枸杞子、核桃仁等，特别是更年期的妇女，在冬季更要重视补养肾精。男性肾气弱者，冬季可服鹿茸、枸杞子、核桃仁、龟板等，也可服用一些中成药，常见的有桂附地黄丸、六味地黄丸等。冬天可以多吃点羊肉，吃火锅时更可以用"当归生姜羊肉汤"为汤底。

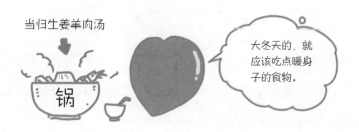

当归生姜羊肉汤

锅

大冬天的，就应该吃点暖身子的食物。

冬季在进补的同时，配合适度运动可让补充的营养更有效地吸收。

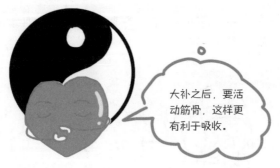

大补之后，要活动筋骨，这样更有利于吸收。

起居养生

"冬时天地气闭，血气伏藏，人不可劳作汗出，发泄阳气。"因此，早睡晚起，日出而作，保证充足的睡眠，有利于阳气潜藏，阴精蓄积。早睡可以保养人体阳气，保持温热的身体，而迟起可养人体阴气。待日出再起床，可躲避严寒，求其温暖。睡觉时不要贪暖而蒙头睡。被窝里的空气不流通，时间一长，空气变得混浊不堪，人在这样的环境中睡觉，就会感到胸闷、恶心，或从睡梦中惊醒、出虚汗，第二天会感到疲劳。

既要保暖，也要空气流通。

俗话说"冬保三暖"，包括"头暖""背暖""脚暖"，头、背、脚三处为足太阳膀胱经所循行之处，阳气潜藏于内，冬日应注意保暖，以免阳气外泄。

冬季运动，首先要避免寒邪的侵袭，其次运动量不宜过大，要在动中求静，以臻安身静体、气定神闲的境界。可选择八段锦、太极拳等平和的运动方式。

🧴 情绪调节

"冬忌恐"，恐惧是机体企图摆脱某种危险而又无能为力时产生的紧张情绪。过度惊恐会伤肾，容易出现大小便失禁，甚者遗精。冬天万物封藏，为来年积蓄能量，恐惧则使肾气封藏失职，不利于身体健康。所以，保持心态平和，遇事沉着冷静，不仅让生活更平顺，也会有利于心脏健康。

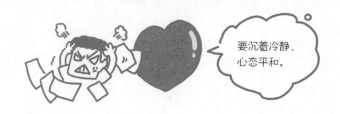

要沉着冷静、心态平和。

在冬季，人体的代谢处于相对缓慢的时期，因此，冬季养生要注重"藏"，藏的意思是人在冬季要保持精神安静，使神志深藏于内，安静自若，隐秘严守而不外泄。

在精神调养方面，要尽量保持畅达乐观，不为琐事劳神，不强求名利、患得患失。遇到不顺心的事情，要学会调控不良情绪，可通过适当方式将郁结在心的情绪发泄出来，以保持心态平和。

合理用脑，有意识地发展心智，培养良好的性格，时刻保持心态平和，在日常生活当中发现乐趣。

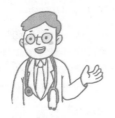

平时如何养护心脏

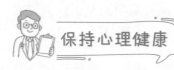

保持心理健康

俗话说："健身首先要健心。"健康包括身体健康和心理健康，只有身心都健康才称得上是真正的健康。心情舒畅的人，其死亡率很低，而且极少得慢性病。而精神压力大的人，竟有1/3因重病而去世。

很多疾病，如高血压病、心脏病、胃溃疡等都与情绪相关。人的心理健康与身体健康相互关联、相互制约、相辅相成。

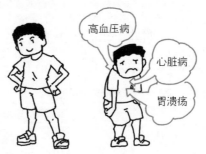

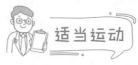

适当运动

生命在于运动。缺乏体育锻炼是心脏病发生的重要危险因素之一。

为什么要做运动

体力活动少的人，冠状动脉粥样硬化的发生率明显升高。这可能是因为：体力活动少，体重增加，易出现脂质代谢紊乱；长时间静坐易引起内分泌紊乱，儿茶酚胺及皮质激素水平升高，血压上升，冠状动脉内皮细胞损伤；长时间静坐会对冠状动脉舒缩功能造成不利影响。所以，适当参加体育运动，不仅可以有效降低血糖，减少"坏"胆固醇的含量，增加"好"胆固醇的含量，还能够有效延缓冠状动脉粥样硬化的进程，降低心血管疾病的死亡风险。

每天15～30分钟的有氧运动就可以让我们的心脏保持健康。长期坚持慢跑，可明显改善心肌营养，提高心脏功能。

日常生活中，患有冠心病的人除了积极接受标准的药物治疗外，还可以通过简单的运动来帮助改善自身症状。

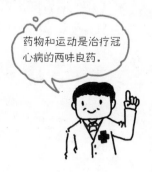

药物和运动是治疗冠心病的两味良药。

运动不可过量

缺乏运动易患冠心病，但运动不当也会诱发心肌梗死。

每100位心肌梗死患者中有4～5位是由运动不当诱发的。运动性猝死是冠心病患者运动不当导致的心血管危害中最严重的一种，大多发生在已经患有冠心病而没有很好控制、平时运动少又没有在医生指导下进行运动的人群身上。

专家建议：冠心病患者在运动前可进行运动心电图实验，评估其继发心血管事件的风险、心肌缺血的程度和可承受的运动量，以制订合适的运动方案。

另外，冠心病患者除了按时服药，在运动时需特别注意：避免在恶劣天气下运动；避免爆发用力、上下台阶；感到疲劳、胸痛、头晕时马上停止运动，进行休息；严格遵守医生规定的靶心率等运动方案。

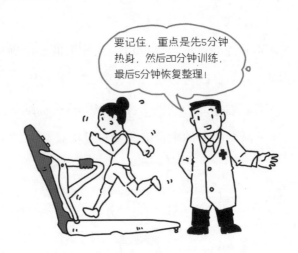

忌吸烟

吸烟的危害

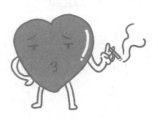

吸烟是让心脏得病的主要原因之一。

吸烟会引起血压升高。科学研究表明，吸烟后10～15分钟会引起短暂性血压升高，幅度大概是5～15毫米汞柱，过一会儿血压会降下来。但是如果长期吸烟，烟里的化学物质就会破坏血管内皮，引起动脉粥样硬化，血管粥样硬化后会变硬、变窄，导致心脏得病。

　　北京心血管患者监测结果表明，吸烟总量每增加1倍，心脏发生心肌梗死的风险增加4倍。

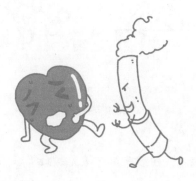

戒烟可降低心脏病风险

　　尽管吸烟是较难改变的习惯之一，但是戒烟的获益是最丰厚、最直接的。

　　戒烟几天，心脏患病风险就能明显降低；戒烟一年，风险能降低一半；戒烟10年，心脏患病风险能降低至像从未吸过烟一样。

巧妙处理戒烟不适

　　戒烟过程中，会出现很多不适症状，比如睡不着、没有食欲、容易生气等。

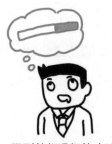

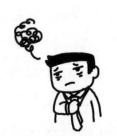

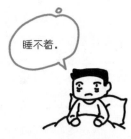

强烈的想吸烟的冲动　　　感到疲倦和难以集中精力　　　难以入睡、消化不良

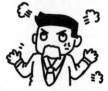

坐立不安　　　　　　紧张和易怒

戒烟小妙招

问题：一直想吸烟。

策略：饮水喝茶，咀嚼干海藻或无糖口香糖。

问题：感觉易激动，不能平静。

策略：散步或适度锻炼。

问题：不能集中精力。

策略：减少工作负担1周。

问题：感觉身体疲乏，而且总想睡觉。

策略：充分睡眠，适度锻炼，洗热水澡。

问题：难以入睡。

策略：避免饮用含咖啡因的饮料，适度锻炼，用温水洗澡。

问题：开始便秘了。

策略：大量饮水。

问题：总想吃东西。

策略：多吃蔬菜水果，多喝水，避免吃高热量零食，以防发胖。

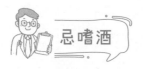

忌嗜酒

饮酒可不能贪杯

每日平均饮酒量，女性不超过1个单位，男性不超过2个单位。

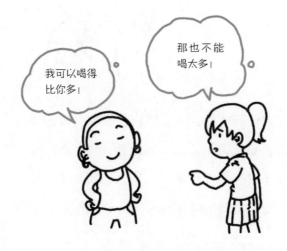

> 注：1单位饮酒量
> 啤酒350毫升（酒精含量4.5%左右）。
> 葡萄酒120毫升（酒精含量12%左右）。
> 烈性酒30毫升（酒精含量50%左右）。

每多喝100毫升白酒，患高血压病的风险可能会增加19%～25%。

饮酒后3～4小时，血管是扩张的，血压降低；饮酒后4～5小时，血管收缩，血压升高。长期大量饮酒后血压会明显升高。

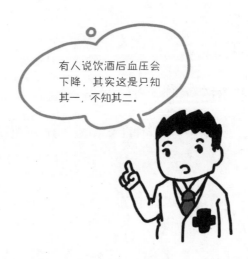

定期或大量的酒精摄入会损伤心脏的肌肉，导致心脏肌肉发病，这称为"心肌病"。

酗酒会导致心律不规律，这称为心律失常。这就是为什么不能把工作日的适量酒量储存起来在周末一醉方休。

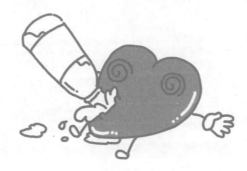

🫙 戒酒小妙招

如果你经常酗酒或已经成瘾，必须戒酒！下面介绍几个小妙招，帮助你戒酒。

① 时刻自我提醒

酗酒的坏处有很多，如"酒精肝"、头疼、乱说话、呕吐、心肌梗死等，每当举起酒杯的时候，应该不断地提醒自己"喝酒坏处多"，慢慢树立起戒酒意识。

② 减少聚会

但凡聚会，都免不了喝酒，在那种场合，很难独善其身，最好的方法就是避免出现在这类场合。

③ 寻找戒酒伙伴

可以加入一些戒酒团队，这样不仅可以互相监督，还可以找到精神寄托。在团体里面，有了督导，对自己的约束力也就自然增加，可以达到自己希望的效果。

④ 控制自己滴酒不沾

一般有酒瘾的人一喝酒就会不可收拾，所以如果想戒酒就不要再沾酒，以免自己辛苦的戒酒过程被一次饮酒给毁掉。

⑤ 厌恶治疗法

所谓厌恶治疗法，就是让自己讨厌酒，每当自己喝酒或想喝酒时，就强迫自己想一些比较讨厌和恶心的事情。这样来回反复，大脑就把喝酒和不愉快事件相联系，慢慢地形成了条件反射，就离成功戒酒不远了。

⑥ 明确戒酒目标

想戒酒就给自己定一个清晰的目标！把戒酒的目标与很多美好的事物或事情联系在一起，这样不但可以轻松树立目标，还可以简单地把酒戒掉。